Chest X-Ray Made Easy
轻松胸部 X 线检查

Chest X-Ray Made Easy

轻松胸部 X 线检查

（第 2 版）

原著：　Jonathan Corne
　　　　Mary Carroll
　　　　Ivan Brown
　　　　David Delany
译者：　刘挨师

北 京 大 学 医 学 出 版 社
Peking University Medical Press

QINGSONG XIONGBU X-XIAN JIANCHA

图书在版编目（CIP）数据

轻松胸部X线检查/（英）科纳（Corne,J.）著；刘挨师译.—北京：北京大学医学出版社，2006.4

书名原文：Chest X-ray Made Easy

ISBN 978-7-81116-013-0

Ⅰ.轻… Ⅱ.①科…②刘… Ⅲ.胸腔疾病—X射线诊断 Ⅳ.R816.4

中国版本图书馆CIP数据核字（2006）第017303号

Chest X-Ray Made Easy,2nd edition
Jonathan Corne,Mary Carroll,Ivan Brown,David Delany
ISBN: 0-443-07009-1

Authorized translation from English Language edition published by the Proprietor.
ISBN: 981-259-554-6

Elsevier (Singapore) Pte Ltd .
3 Killiney Road, #08-01 Winsland House I, Singapore 239519
Tel:(65)6349-0200, Fax:(65)6733-1817
2006年初版

轻松胸部X线检查

译　　者：刘挨师
出版发行：北京大学医学出版社（电话：010-82802230）
地　　址：（100191）北京市海淀区学院路38号　北京大学医学部院内
网　　址：http://www.pumpress.com.cn
E-mail：booksale@bjmu.edu.cn
印　　刷：莱芜市圣龙印务有限责任公司
经　　销：新华书店
责任编辑：曹　霞　　　责任校对：王怀玲　　　责任印制：张京生
开　　本：889mm×1194mm　1/32　印张：4.75　字数：114千字
版　　次：2006年6月第1版　2012年9月第3次印刷
书　　号：ISBN 978-7-81116-013-0
定　　价：19.80元

译者前言

这本《轻松胸部X线检查》简单明了，重点突出，图文并茂，方便携带和阅读。

本书第1、2章叙述了在阅读胸部X光片时必须遵循的一些基本原则。第3～10章分别叙述了胸部X线常见的异常表现及其在疾病的诊断和鉴别诊断中需要仔细观察的诸多重要征象。

本书不仅对医学生和放射科初级医师有指导价值，而且对临床初级医师亦大有益处，能进一步指导临床医疗实践。

由于译者的水平有限，加之时间仓促，错误和不妥之处在所难免，敬请广大读者不吝指正。

刘挨师

序

自从本书第 1 版出版发行以来，我的观点始终没有改变，那就是医生，特别是低年资医生，能准确解读胸部X光片是非常重要的。现在医院病人越来越多，要求医生在很短时间内作出决定，如：患者该不该住院，患者的病情如何，如何治疗以及患者何时该出院等。大多数病人在收入地方总医院或教学医院时已经拍摄了胸部 X 光片。在放射科提供正式胸部 X 光片诊断报告前，常要求临床做出决定，而这些决定会影响病人的治疗。的确，胸部X光片实际上是体格检查的延续。面对胸部X光片，要求医生充满信心、沉着应对，这正是本书的意图所在。

《轻松胸部 X 线检查》一书的成功之处就在于本书简明，清晰，重点突出，图解详尽，编排简洁。第2版传承了第1版的各种优点，尽管比前一版有许多改进，但是初衷依然没有改变，那就是能让年轻一代医生具有超强的阅读胸部X光片的能力。

John Moxham 教授
人、国王和圣托马斯医学院呼吸内科教授、副院长
伦敦

前 言

胸部X线检查是医院开展诊疗工作最需要的检查之一，胸片读片是初级医师首先需要面对的。尽管有大量专家级放射学教科书，但针对初级医师和医学生的放射学教科书很少。本书正是为了弥补这一不足，并使胸部X光读片尽可能简单。本书并不意味着能代替所有放射学观点，而是作为认识常见异常的一本指南，其中任何一种异常均可能在病房遇到。为了更有效地治疗病人，需要尽快认识这些异常。

自第1版成功出版以来，我们已经扩充了本书的内容，但是始终保持了本书的小巧以及便于随身携带。包括新增了一些章节，如膈肌下方异常一并予以论述。本书不仅对医学生有帮助，而且对护士、理疗科医生以及放射技术员也大有益处。

本书第1、2章论述了阅读胸部X光片必须遵循的一些基本原则。从第3章开始，根据最常见异常的X线表现进行编排，让读者充分认识这些异常。每一主题包括有详细注解的典型X光片和出现在末尾阴影方格内的额外知识点。X光片上方的草图有助于异常征象的诠释。

Jonathan Corne
Mary Carroll
Ivan Brown
David Delany

致 谢

感谢对本书草稿的审阅，并提出许多意见和做了大量工作的同事们，特别是：柯瑞 · 汤普森，菲奥纳 · 哈里斯，尼古拉斯 · 坎纳林，萨蒂普 · 沙文，塞入马拉 · 克利桑娜，彼得 · 霍肯，尼古拉斯 · 威瑟斯，阿努普 · 乔翰，贝特 · 密斯拉，马克 · 布尔皮特，莎伦 · 皮蒙托，安娜 · 麦肯泽和维维恩 · 欧卡杰。感谢放射科玛丽 · 马特森对X光片的复制，以及南安普顿总医院多媒体教研室最终图像的制作。

对John Moxham教授的宝贵建议以及为本书所做的序一并表示谢意，并感谢哈考特医学部全体员工。

目 录

第 1 章 如何观察胸部 X 光片 …… 1

1.1 初级读片很容易 …… 2

1.2 技术质量 …… 4

1.3 预览后前位胸片 …… 10

1.4 如何观察侧位胸片 …… 13

第 2 章 病变定位 …… 17

2.1 肺 …… 18

2.2 心脏 …… 21

第 3 章 肺野密度增高 …… 27

3.1 胸腔积液 …… 28

3.2 肺不张 …… 31

3.3 肺切除 …… 42

3.4 肺实变 …… 44

3.5 卡氏肺囊虫肺炎 …… 46

3.6 石棉斑 …… 48

3.7 间皮瘤 …… 50

3.8 硬币样病变 …… 52

3.9 肺空洞性病变 …… 54

3.10 左心室功能衰竭 …… 56

3.11 急性呼吸窘迫综合征 …… 60

3.12 支气管扩张 …… 64

3.13 肺纤维化 …… 66

3.14 水痘肺炎 …… 68

3.15 粟粒状阴影 …… 70

第 4 章 肺野密度减低 …… 73

4.1 慢性阻塞性肺疾病 …… 74

4.2 气胸 …………………………………………………… 76
4.3 张力性气胸 ……………………………………………… 79
4.4 肺栓塞 …………………………………………………… 82
4.5 乳房切除术 ……………………………………………… 85
第 5 章　肺门异常 ………………………………………… 87
5.1 单侧肺门增大 …………………………………………… 88
5.2 双侧肺门增大 …………………………………………… 91
第 6 章　心影异常 ………………………………………… 95
6.1 房间隔缺损 ……………………………………………… 96
6.2 二尖瓣狭窄 ……………………………………………… 98
6.3 左心室室壁瘤 …………………………………………… 100
6.4 心包积液 ………………………………………………… 102
第 7 章　纵隔增宽 ………………………………………… 105
第 8 章　肋骨异常 ………………………………………… 109
第 9 章　软组织异常 ……………………………………… 113
第 10 章　隐匿性异常 …………………………………… 117
10.1 肺尖癌 ………………………………………………… 118
10.2 膈下气体 ……………………………………………… 120
相关专业词汇英汉对照 …………………………………… 123

第1章

如何观察胸部X光片

1.1 初级读片很容易 2

1.2 技术质量 4

1.3 预览后前位胸片 10

1.4 如何观察侧位胸片 13

1.1 初级读片很容易

胸部X光片初级读片很容易。X光片只是一张黑白片，所有异常可以分成如下四类:

1. 太白（密度增高）
2. 太黑（密度减低）
3. 太大
4. 位置异常

要从X光片中得到最多的信息，发现异常时为避免不知所措，应该遵循下列步骤:

1. 核查姓名和日期。应在X光片插上观片灯前完成核查工作，否则你一定会遗忘核查工作。

2. 检查X光片投照条件（详细叙述见第1.2节）。

3. 全面预览X光片，并用心罗列你所发现的所有异常。必须完成这一阶段。当你一发现异常就停止观察，注意力会集中于认识是什么异常，从而忘记观察X光片的其他部位。第1.3节将会解释如何预览X光片。

4. 当你发现异常后，应仔细检查异常的部位。判断病变是在胸壁、胸膜、肺内还是在纵隔内。第2章将解释如何确定病变是在肺内还是在心脏，第7章将解释如何确定病变是在纵隔，第8章将解释如何确定病变是在肋骨。

5. 用心描述异常，看其属于下列哪一类:

（1）太白
（2）太黑
（3）太大
（4）位置异常

从第3章到第10章将带你全面认识这些异常。

6. 确保X光片报告是出自放射学家。胸部X光片初级读片很容易，不过轻微征象的识别需要有放射专家般的慧眼。多听放射专家的建议常常能提高诊断能力。

7. 最后不要忘记的是病人。重病患者的X线胸片可能是正常的，而且这种情况非常常见。

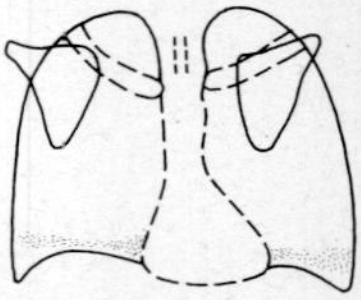

1.2 技术质量

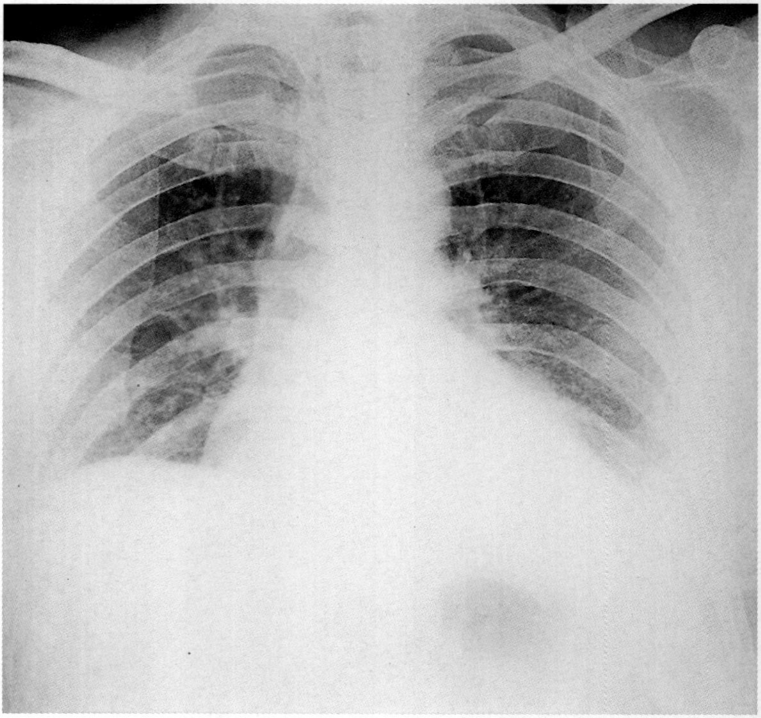

图 1-1

图 1-1，图 1-2，图 1-3，图 1-4，4 张 X 光片举例说明了技术质量是如何影响X线的表现并可能导致读片错误。图1-1是前后位胸片，肩胛骨与胸廓重叠，心影增大。与图1-2标准后前位胸片比较，肩胛骨不再与胸廓重叠，心影大小正常。

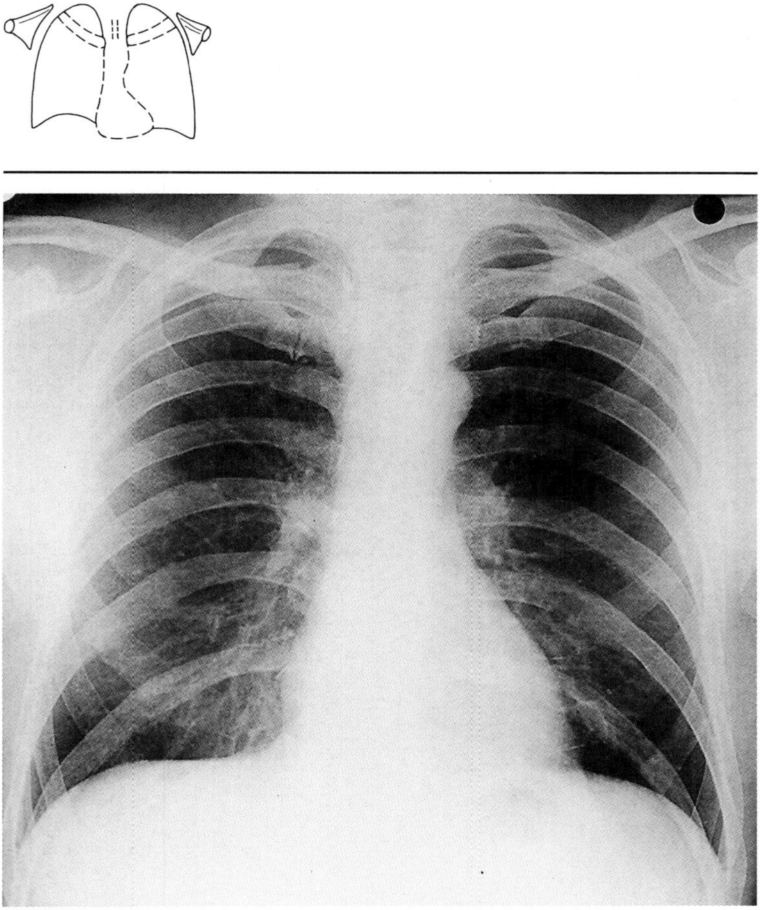

图 1-2

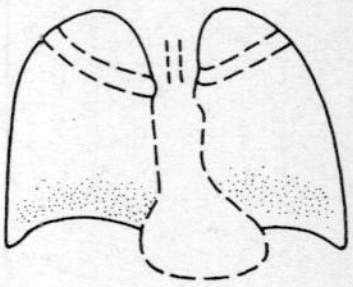

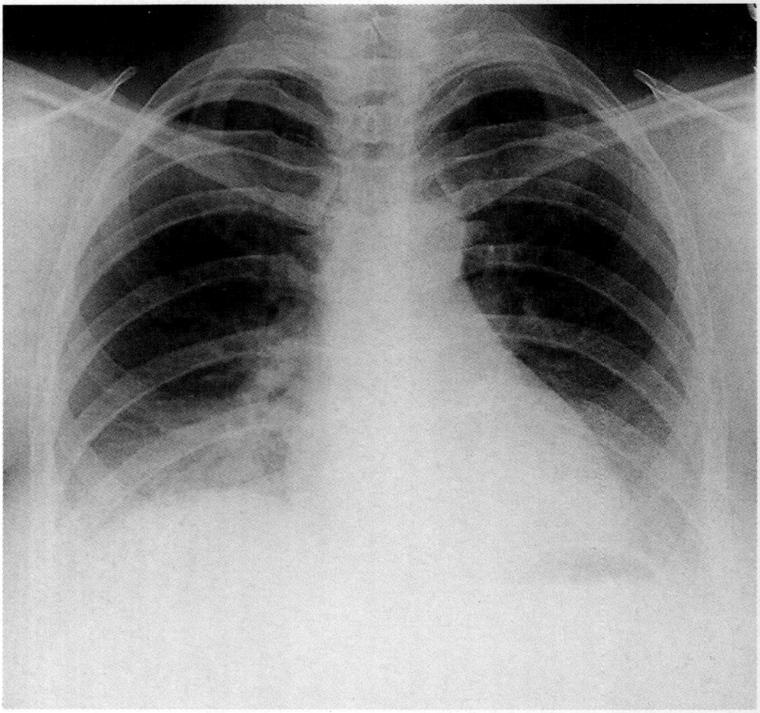

图 1-3

图 1-3，图 1-4 胸片表示呼吸对胸片的影响。图 1-3 胸片是在吸气不足时拍摄，而图 1-4 胸片是在深吸气后拍摄。

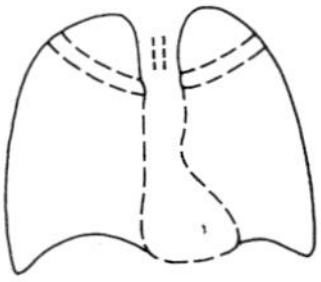

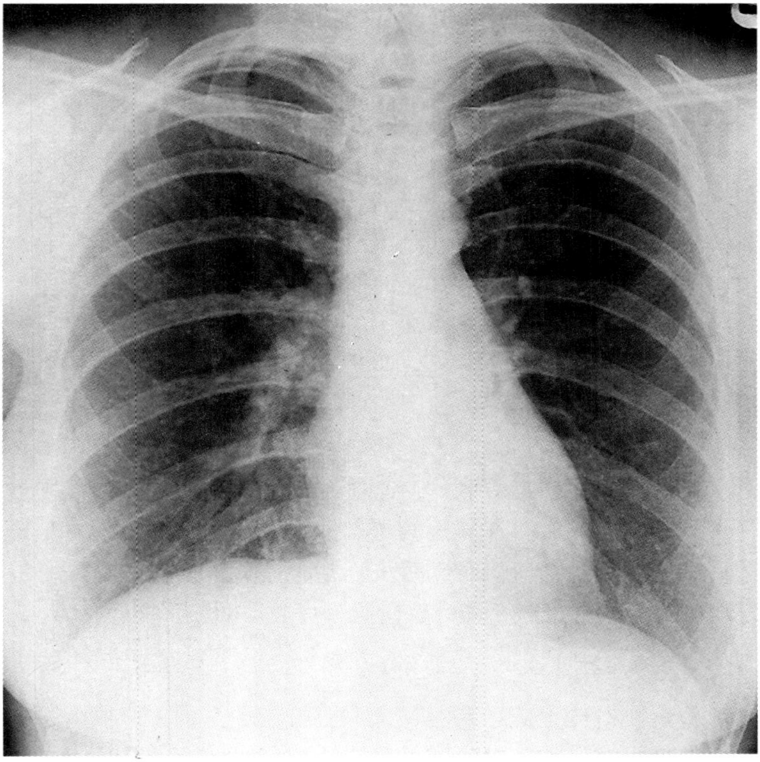

图 1-4

进一步读片时必须检查照片的质量。需要检查投照体位、左右方向、旋转方位、透过度和吸气程度。上述任何一个环节出现差错均可影响正常读片，如果没有仔细检查技术质量，会发生读片错误。

投照体位

看清楚胸片是前后位还是后前位。投照体位是指X线束入射方向与病人之间的关系。前后位胸片X线机在患者前面，X光片在患者后面。后前位胸片X线束从患者后面射入，X光片放在患者前面。标准胸部X光片是后前位，不过许多急诊胸片是前后位，因为病人仰卧在床上较容易拍摄前后位胸片。前后位片通常技师会做标注，后前位片为标准投照体位不需要注明。如果你不清楚投照体位，观察肩胛骨。如果肩胛骨与肺野重叠，则胸片是前后位；若肩胛骨与肺野不重叠，胸片可能是后前位。如果是前后位胸片，心脏和纵隔可能变形，因此需要仔细观察心脏的大小和纵隔的形态。患者坐位或卧位均可拍摄前后位胸片。技师应该在胸片上标记直立或仰卧位。这一点很重要，因为直立投照与仰卧位投照胸片表现明显不同。

左右方向

检查左右标记。不要总是认为心脏位于左侧。可能会是右位心，或更常见的肺内病变推挤或牵拉纵隔向右侧移位。技师在胸片上标明左、右侧可避免发生这种错误。最初观察胸片时要切记放射科技师有时会出差错，因此必须检查左右标记。如果有任何疑问则需要重新检查患者。

旋转方位

识别锁骨内侧端，并选择某一胸椎的棘突，棘突位于锁骨内侧端之间。锁骨内侧端与棘突之间距离相等。如果锁骨一侧较另一侧靠近棘突，则患者发生了旋转，同侧肺表现较白。

透过度

观察心影下部，检查透过度。在心影下部椎体隐约可见。如果椎体清晰显示则提示胸片曝光过度，此时会遗漏低密度病灶。如果根本看不到椎体，则提示胸片曝光不足，肺野将会表现异常的白。在对比X光片时，检查透过度是否相似是非常重要的。

吸气程度

通过计数膈肌上方的肋骨来判断吸气程度。右侧膈肌顶部中线应位于第5与第7前肋端之间。第6前肋端或第10后肋端位于膈肌上方。如果肋骨显示多，则患者吸气过度，反之则患者由于疼痛、乏力或疾病而吸气不足。重要的是需要认识到吸气不足会引起心脏增大，肺底出现阴影，并导致气管向右侧偏移。

1.3 预览后前位胸片

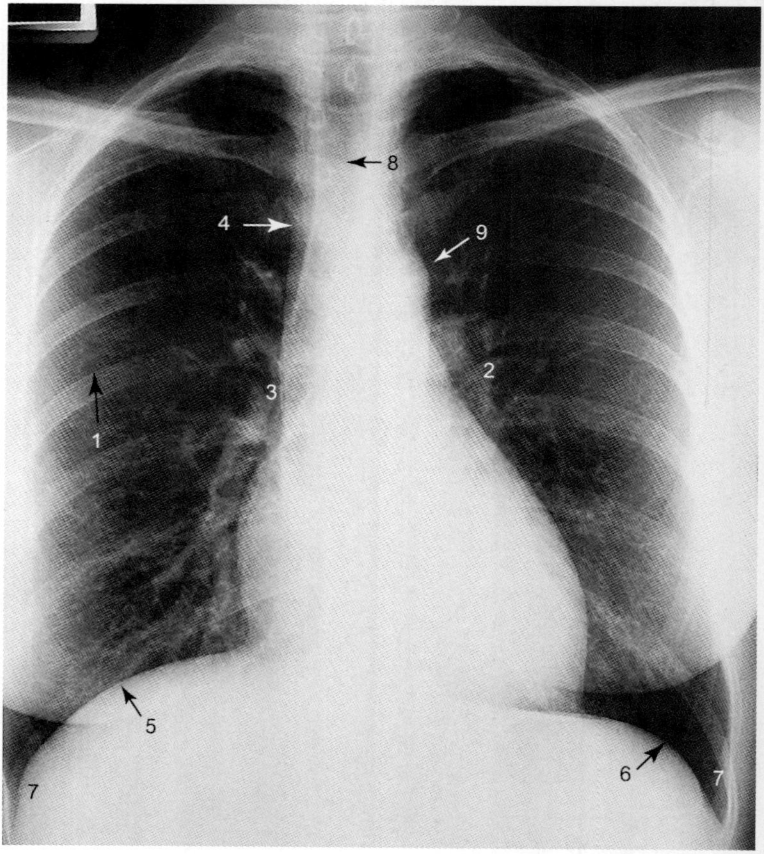

图 1-5

后前位片

找没有光线闪烁的质量好的观片灯，必要时保持室内光线较暗。为了看清肺内太白或太黑的区域，需要从远处（4英尺/1.2米）观察X光片，然后逐渐近距离观察。为了完成下列项目的观察，先从 4 英尺 /1.2 米处开始并逐渐靠近观察。

1. 肺野。双肺应透过度相等，一侧肺野不应该比对侧白或黑。尽量识别水平裂[1]（水平裂薄可能不容易发现）及其位置。水平裂走行于肺门与第 6 肋近腋线水平。如果水平裂移位预示肺不张。

肺部疾病的重要征象之一是肺容积的缩小，因此需要判断肺野是否比实际小。困难的是因心脏左侧肺野较小。只有多读 X 光片，你才会精确比较两侧肺野的大小，并当一侧肺野变小时能及时发现。

寻找任何散在的或普遍的异常阴影。具体描述见第 3 章肺野密度增高。切记肺野内的异常可能提示病变来自肋骨皮质到纵隔外侧缘的任何部位。

2. 观察肺门。左肺门[2]较右肺门高[3]，差距不足 1 英寸 /2.5 厘米。比较肺门的形态和密度。肺门应向内凹陷，双侧形态相似。第 5 章将讲述如何解释肺门异常。

3. 观察心脏。检查心脏的形态是否正常，心脏最大径应小于胸廓最大横径的一半。检查心影密度有无异常。第 6 章将讲述如何解释心影异常。

4. 检查纵隔边缘。纵隔除心膈角、肺尖和右肺门处稍模糊外，其余边缘应清晰可见。当该处纵隔边缘变模糊预示相邻肺内有异常（不张或实变），将在第3章内论述，第7章将论述纵隔增宽。

观察气管右侧缘。直立位胸片气管右侧缘[4]宽度应小于2～3mm。(见第1.1节)

5. 观察膈肌。右侧膈肌[5]应高于左侧[6]。为了便于记忆可以理解为心脏推挤左侧膈肌向下移位。左右膈肌的高度差应在1.2英寸/3厘米以内。膈顶应光滑。右侧膈肌顶部应位于右肺野中线，左侧膈肌顶部稍偏外侧。

6. 特别观察肋膈角[7]。应清晰显示呈锐角。

7. 观察气管[8]。气管居中，在主动脉弓处稍偏右侧。如果气管移位，提示纵隔内或某侧肺内病变。

8. 观察骨骼。近距离观察肋骨、肩胛骨和脊椎骨。沿每一块骨骼皮质缘寻找骨折征象。骨骼内有无密度减低区，比较双侧骨骼的密度，通常是一致的。

9. 软组织。观察软组织有无增厚。

10. 观察膈肌下区。寻找膈下气体或明显异常扩张的肠管。切记腹部疾病有时胸部出现症状。

1.4 如何观察侧位胸片

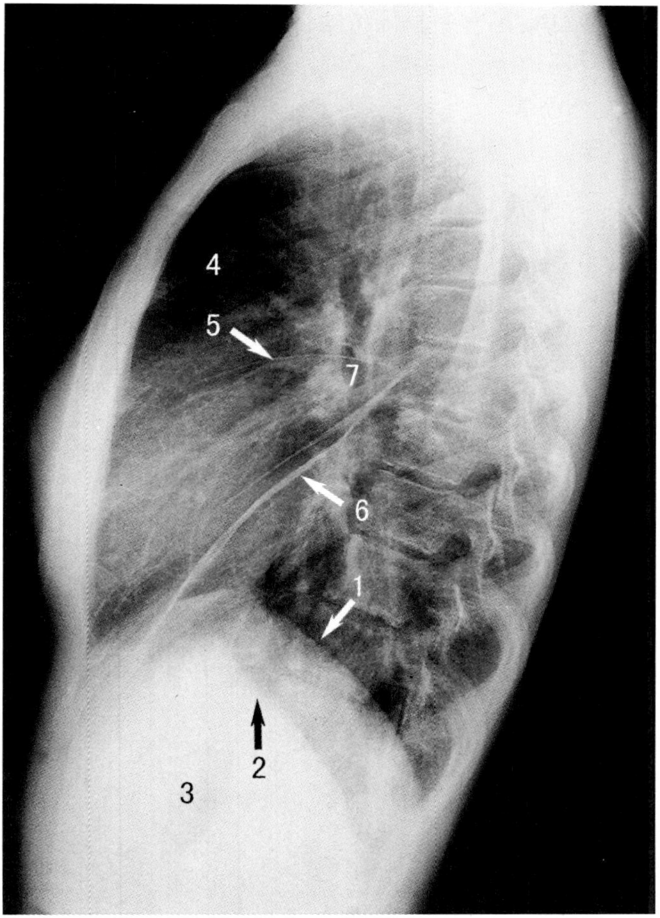

图 1-6

侧位片

拍摄侧位胸部X光片时，患者可以右侧贴片也可以左侧贴片。没必要介意是左侧位胸片还是右侧位胸片，因为左右侧位胸片仅稍有不同。在观察侧位胸片时，培养一种观察方式是有好处的。我们推荐观察侧位胸片时，脊柱在右侧而胸壁在左侧。接下来需要:

1．检查姓名和日期。

2．辨认膈肌。图显示右侧膈肌(1)行走于整个胸廓，并在心缘处清晰可见。左侧膈肌(2)经过心缘后方时看上去似乎消失了。

另一种辨认膈肌的方法是看胃泡(3)。观察后前位胸片，推算胃泡（位于左膈顶下方）与左侧膈顶之间的距离。记录距离并再次观察侧位片。胃泡与膈顶间距离与后前位片记录的距离相同时则是左侧膈肌。

现在开始阅读胸片。与后前位胸片对照分析，并遵循下述原则:

1．比较心影前上方和心影后方肺野的表现，肺野密度应相同。确认没有明显异常病变。

2．仔细观察胸骨后间隙(4)。出现肿块时该间隙将会消失、变白。

3．检查水平裂位置(5)。水平裂呈细线样从肺门中点水平行走直达前胸壁。如果水平裂不呈水平状则发生了移位。检查斜裂位置(6)，应起始于 T4/T5 椎体斜向下走行，通过肺门，止于膈肌前 1/3 处。

4．检查肺门密度(7)。肺门部肿块可以导致肺门密度增高。

5．检查膈肌形态。有时胸腔积液更容易在侧位胸片上显示，引起前肋膈角或后肋膈角变钝。

6．观察椎体。椎体从上到下透过度逐渐增加（变黑）。检查椎体的形态、大小及密度是否相似。检查椎体有无塌陷，或同其他椎体相比有无明显变白或变黑。

第 2 章

病变定位

2.1 肺 18
2.2 心脏 21

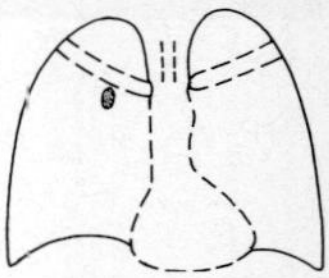

2.1 肺

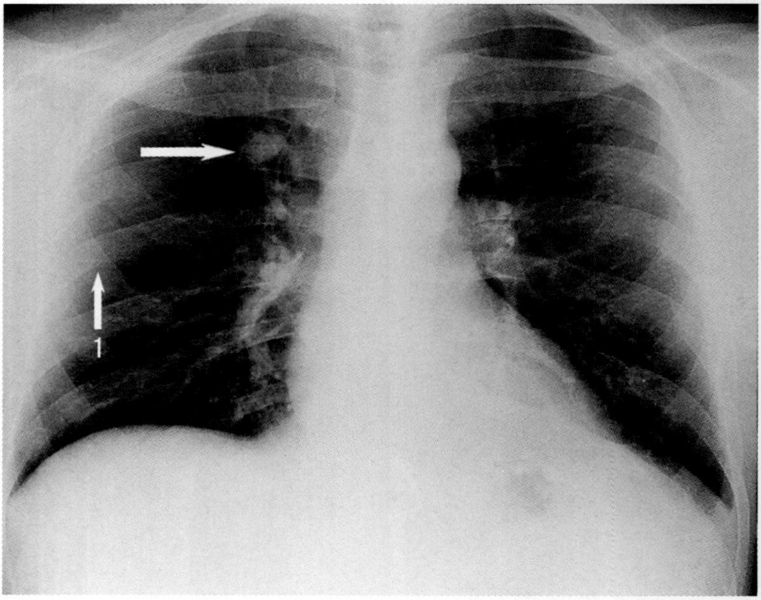

图 2-1

图 2-1，图 2-2 这两张胸片显示了右肺上叶结节 (图中箭头所示)。在后前位胸片上，结节位于水平裂上方[1]，侧位胸片结节位于斜裂[1] 前方和水平裂[2] 上方。

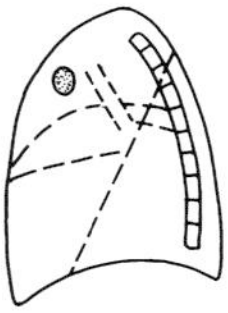

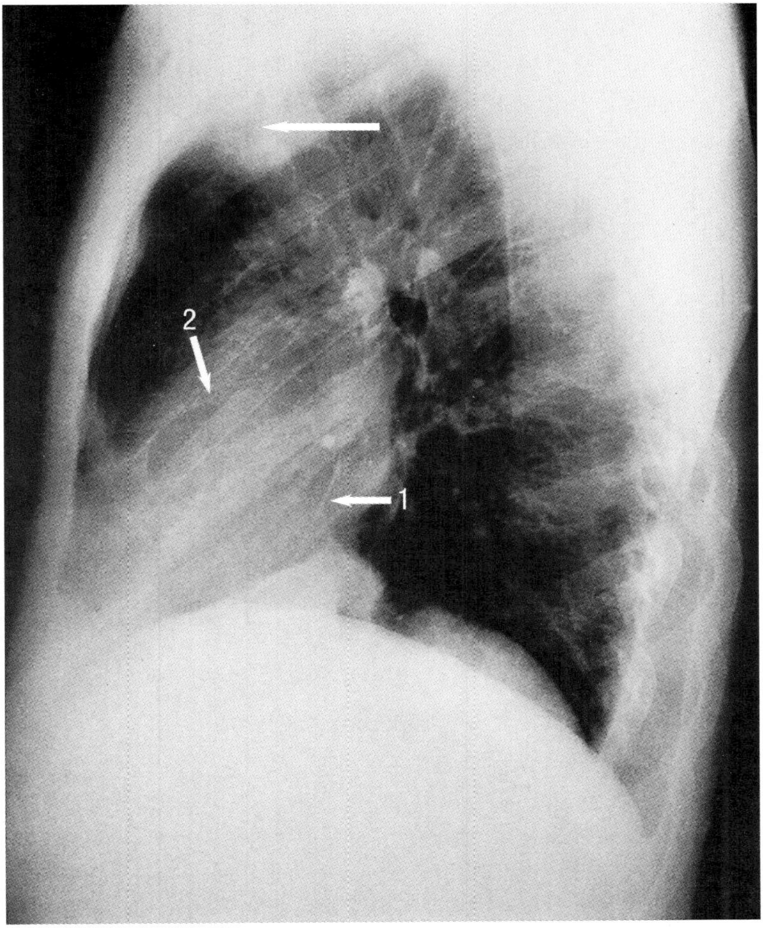

图 2-2

认识病变时，清楚病变在肺内的位置通常很重要。要准确确定病变在胸片上的位置需要同时观察后前位片和侧位片。首先观察后前位片：

1．用肺野来描述病变的位置。上野指右侧第2前肋端以上，中野指位于右侧第2与第4前肋端之间，下野指右侧第4前肋端与膈肌之间。尽管这种方法有助于定位描述，但没有涉及任何肺叶的含义。

2．观察病变的边界。若病变与致密结构相邻，病变与该结构之间的界限消失，该征象称为掩盖征阳性。因此病变位于右肺，如果掩盖了心缘则病变在右肺中叶，如果病变掩盖了膈肌则病变在右肺下叶。

观察侧位片——为了准确确定病变的位置必须观察侧位片。

如果病变位于右肺：

1．识别斜裂[1]（见18页）。如果病变位于斜裂后方，不管病变在后前位片中位置多高，病变也一定在下叶。

2．如果病变位于斜裂前方，则病变可能在上叶或在中叶。识别水平裂[2]（见19页）。如果病变位于水平裂下方，则病变在中叶。如果病变位于水平裂上方，则病变在上叶。

如果病变位于左肺：

1．识别斜裂（见19页）。如果病变在斜裂后方，则病变必定在下叶。若病变在斜裂前方，则病变是在上叶——注意左肺没有中叶！

2.2 心脏

为了全面评价心脏外形的异常，了解心影的组成是非常重要的。观看以下 22 ~ 25 页的 4 张 X 光片。

1. 沿膈肌上方依次观察右心缘。从膈肌到肺门右心缘由右心房缘 (1) 组成，从肺门向上右心缘由上腔静脉 (2) 组成。

2. 沿膈肌向上依次观察左心缘。从膈肌到肺门左心缘由左心室 (3) 组成。左心缘在左肺门稍下方向内凹陷，由左心房耳部 (4) 组成。当左心房增大时，该段左心缘变直，有时甚至向外凸出。在左肺门处左心缘由肺动脉 (5) 及其上方的主动脉结 (6) 组成。

在侧位片上，心后缘由左心室 (7) 组成，心前缘由右心室 (8) 组成。从心尖部到肺门划一条假想线，有助于识别病变是在二尖瓣还是在主动脉瓣。如果异常瓣膜在该条线上方，则是主动脉瓣，如异常瓣膜在该条线下方，则是二尖瓣。

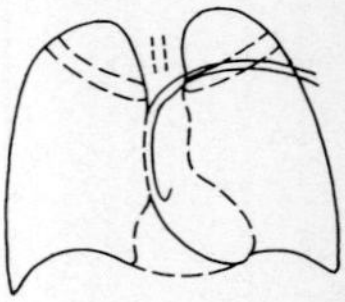

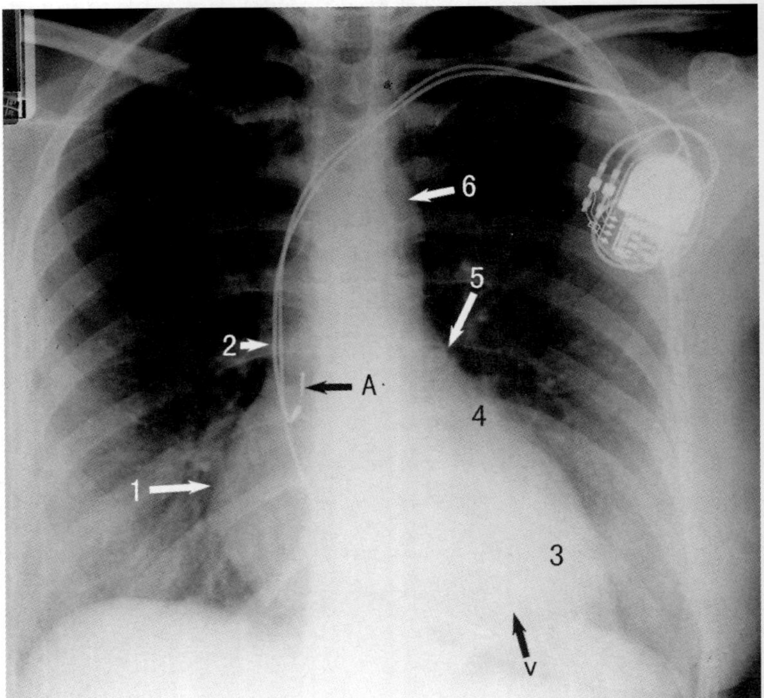

图 2-3

本图示一位患者安装了心房(A)和心室(V)起搏器后拍摄的X光片，显示了右心房耳部和右心室在后前位片和侧位片的位置。

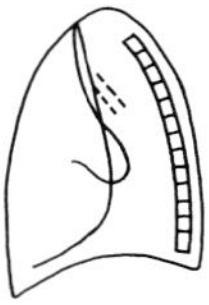

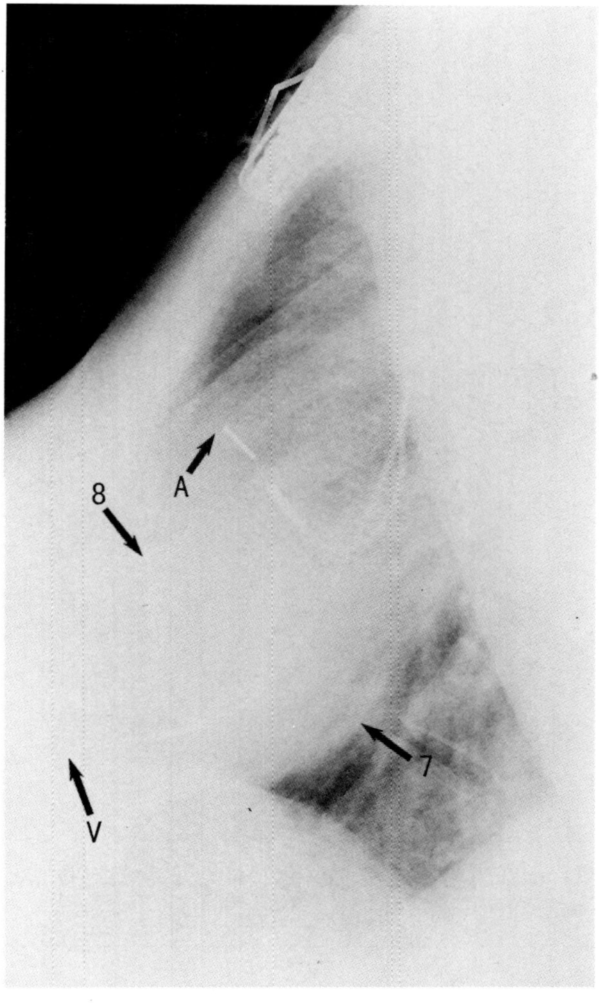

图 2-4

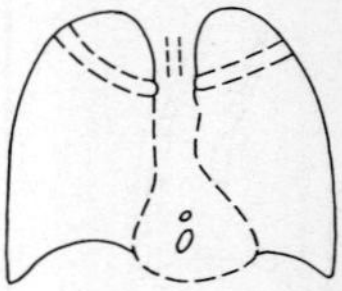

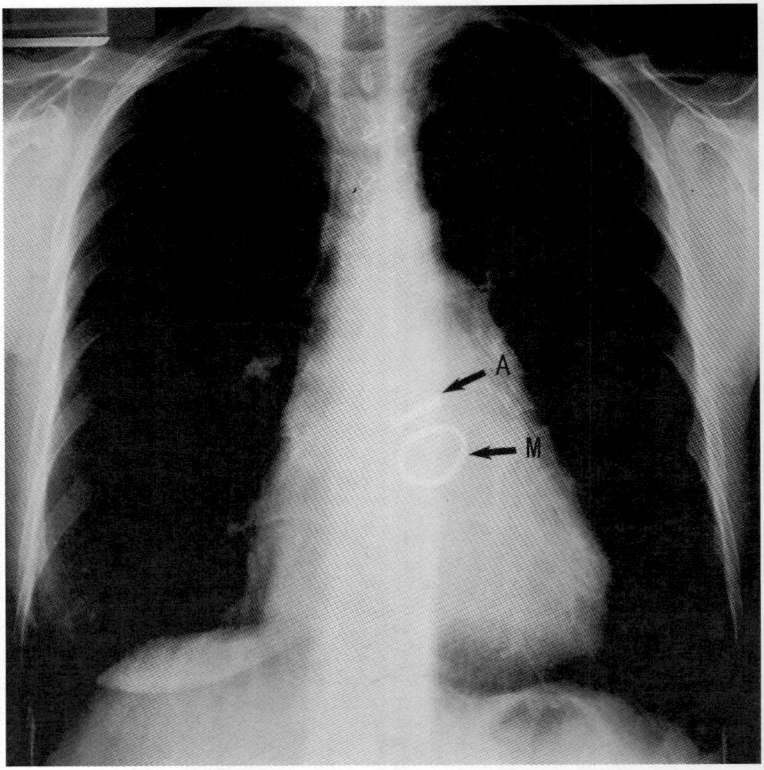

图 2-5

本图示一位主动脉瓣（A）和二尖瓣（M）置换术患者的X光片，显示了主动脉瓣和二尖瓣在后前位片和侧位片的位置。

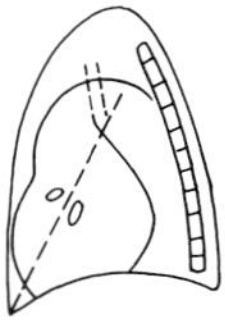

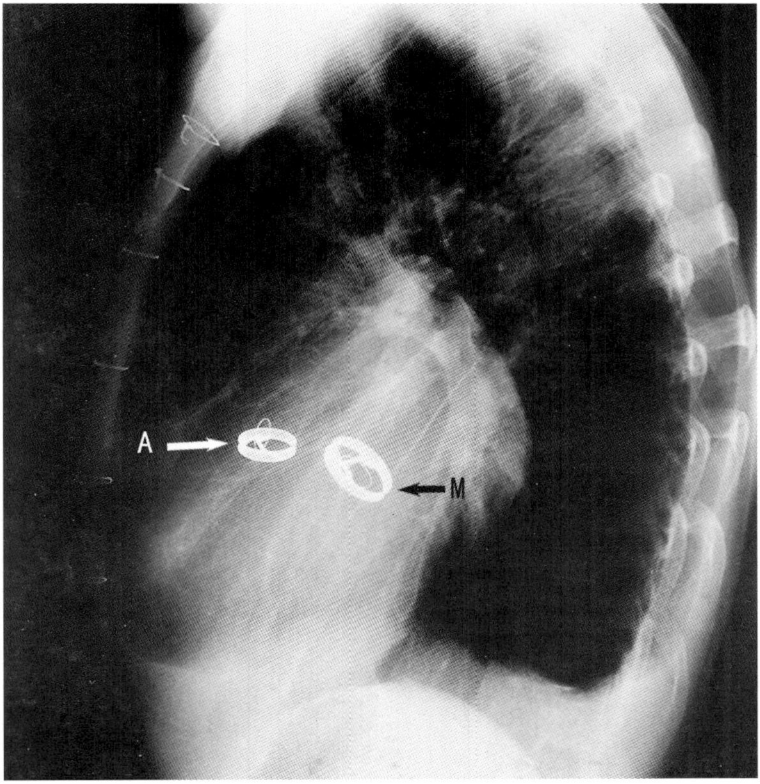

图 2-6

第3章

肺野密度增高

3.1 胸腔积液 28
3.2 肺不张 31
3.3 肺切除 42
3.4 肺实变 44
3.5 卡氏肺囊虫肺 46
3.6 石棉斑 48
3.7 间皮瘤 50
3.8 硬币样病变 52
3.9 肺空洞性病变 54
3.10 左心室功能衰竭 56
3.11 急性呼吸窘迫综合征 60
3.12 支气管扩张 64
3.13 肺纤维化 66
3.14 水痘肺炎 68
3.15 粟粒状阴影 70

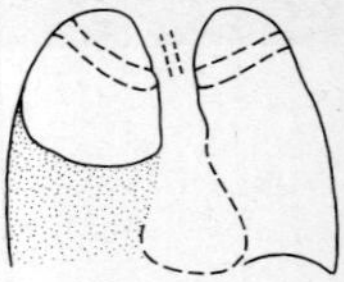

3.1 胸腔积液

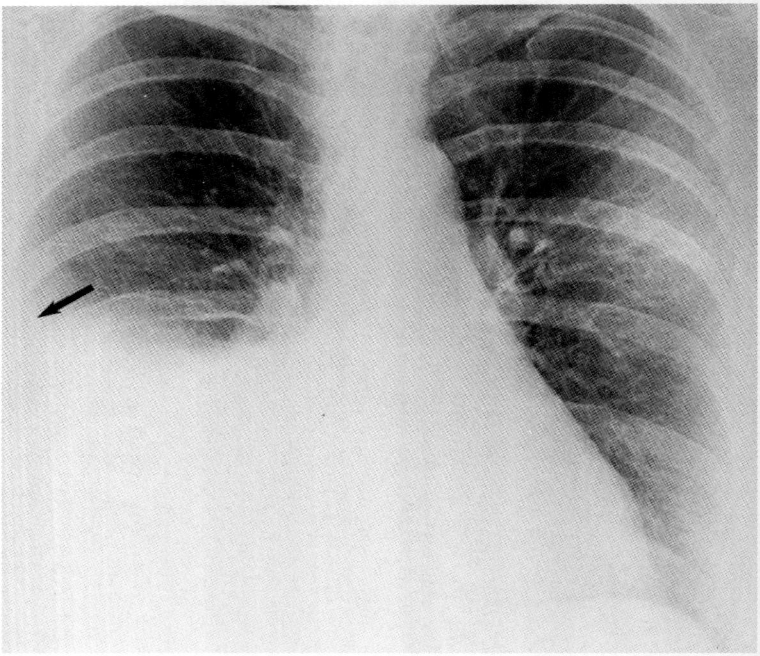

图 3-1

后前位片显示右侧胸腔中等量积液。右肺野密度增高形成新月形边缘（图中箭头所示）表示积液。纵隔向对侧移位。

如果你发现肺底部密度增高，可能的原因有：胸腔积液、膈肌升高、肺实变或肺不张。需要明确属于哪种原因。

1. 仔细观察高密度影的结构。肺实变通常阴影较均匀，典型者出现空气支气管征。因该征象特指肺实变而不是胸腔积液，因此需要仔细寻找空气支气管征（见图 3-13）。

2. 观察阴影上缘的形态。胸腔积液外上缘向内凹陷呈新月形。

3. 区别膈肌升高和积液时再次观察上缘的形态。积液上缘最高处远比膈肌上缘最高处偏外侧。这一征象与 X 线量有关。

4. 查看纵隔移位。鉴别胸腔积液与肺不张可能不容易。肺不张通常引起纵隔向同侧移位，若未出现纵隔移位则认为是胸腔积液。然而，切记肺不张可能合并胸腔积液，因此尽管纵隔未发生移位但不能排除胸腔积液。

5. 侧位片通常是有帮助的，因为新月形积液影在侧位片上更明显。寻找新月形影，在侧位片上常见新月形积液影伸入叶裂。

6. 如果诊断胸腔积液，在X光片上寻找可能的原因。检查心脏的大小（心影增大暗示心功能衰竭），观察肺门是否增大。观察肺野内是否有明显肿块，检查是否有椎体转移的征象。仔细观察肺尖部去发现肿瘤和结核。

胸腔积液的原因

漏出液蛋白含量小于30g/L

心功能衰竭，如充血性心衰、心包积液

肝功能衰竭，如肝硬化

蛋白丢失，如肾病综合征、蛋白丢失性肠炎

蛋白摄入减少，如营养不良

医源性，如腹膜透析

渗出液蛋白含量大于30g/L

感染，如肺炎、结核

梗死

恶性肿瘤，如支气管肺癌、胸膜间皮瘤、转移瘤

胶原血管病，如风湿性关节炎、系统性红斑狼疮

腹部疾病，如胰腺炎、膈下脓肿

创伤/手术

3.2 肺不张

在X光片上，肺不张是引起一侧肺密度增高的重要原因。当发现肺野密度增高时，全面寻找肺不张的可能原因很重要，因为出现肺不张表示病变可能较重。

肺不张导致部分肺容积缩小，正常肺纹理会发生扭曲变形。诊断肺不张需要仔细观察肺纹理，判断肺纹理是否分布正常。必须同时观察后前位片和侧位片。

在后前位片上：

1. 观察肺野。右肺应大于左肺。如果不是这样，可疑右侧肺有不张的区域。

2. 观察膈肌。右侧膈肌高于左侧膈肌。左肺不张时左侧膈肌升高。

3. 查看右肺水平叶裂（见10、13页）。水平叶裂应从右肺门中央向第6肋腋线水平走行。如果水平叶裂上移，表示上叶不张，如果水平叶裂下移，表明下叶不张。

4. 心脏应直立居中，1/3偏右侧，2/3偏左侧。心影将向肺不张的一侧移位。观察既往胸片。通过与既往正常X光片比较，纵隔移位很容易被发现。

5. 心缘应该清晰可见。若与心缘相邻处肺不张，则心缘会变模糊。如果右心缘模糊，则表示右肺中叶不张；若左心缘模糊，则表示左肺舌叶不张（见对侧）。

6. 气管应居中。右肺或左肺上叶不张会牵拉气管向患侧移位。通过与患者既往胸片比较，气管移位很容易发现。

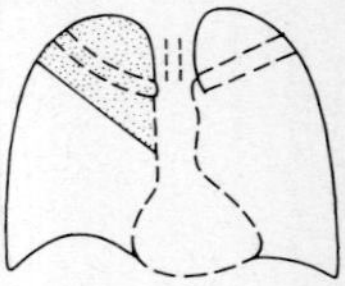

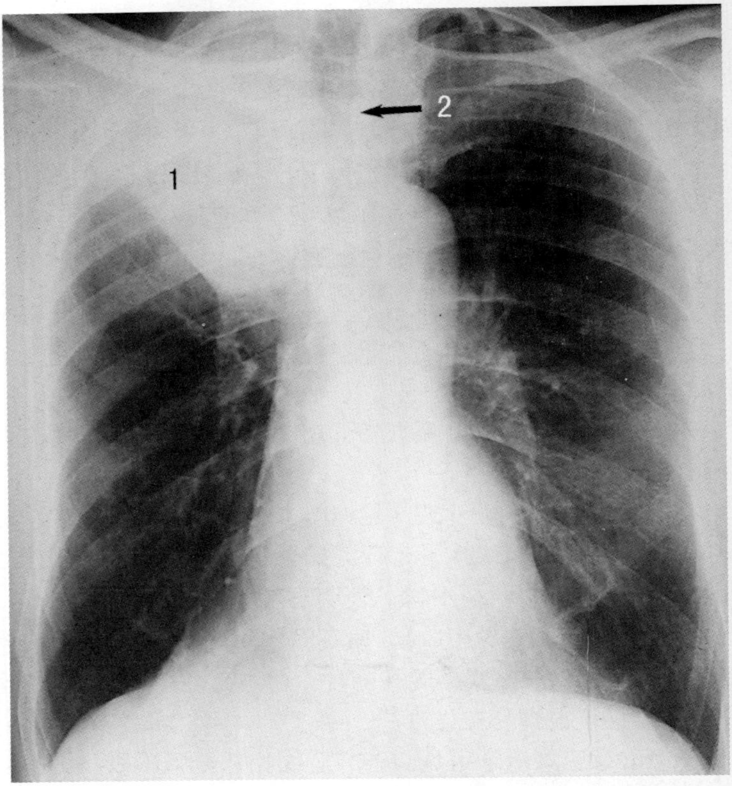

图 3-2

在侧位片上:

检查斜裂和水平叶裂的位置（见10页和13页）。一旦发生叶裂移位表示存在肺不张。任何肺叶不张均会出现特征性X线表现。下文会详细叙述。(左肺舌叶不张极其罕见，你可能很难遇到，因此不必担心舌叶不张的表现)。参阅 41 页肺容积缩小的知识点。

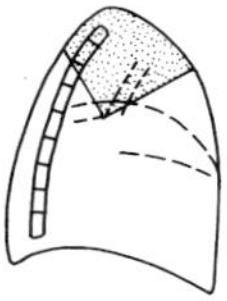

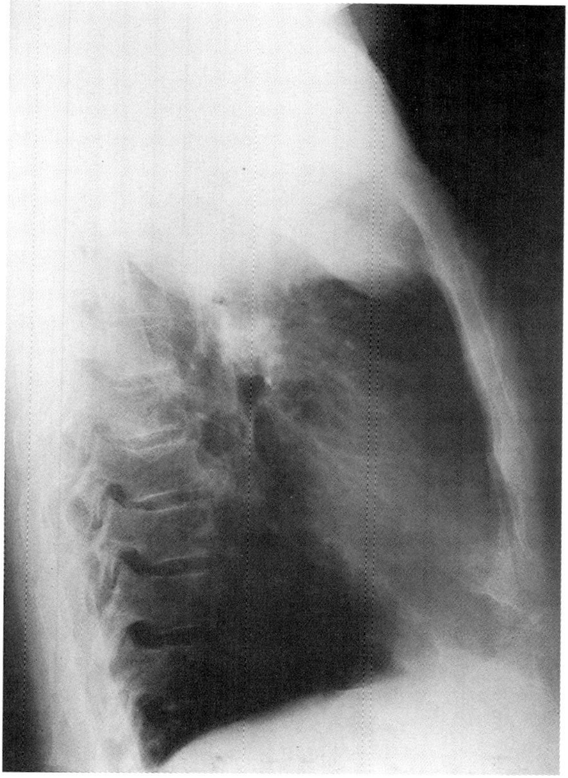

图 3-3

图 3-2、3-3 示右肺上叶不张。右肺上野密度增高 (1)，水平叶裂上移，右肺门上部明显出现“肿块”，气管向右侧移位 (2)，伴肋间隙变窄。侧位片上可见肺尖部密度增高。

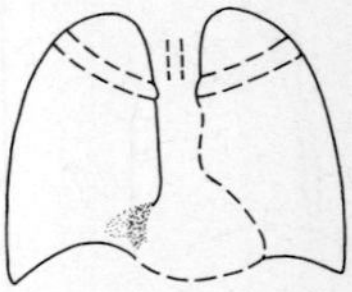

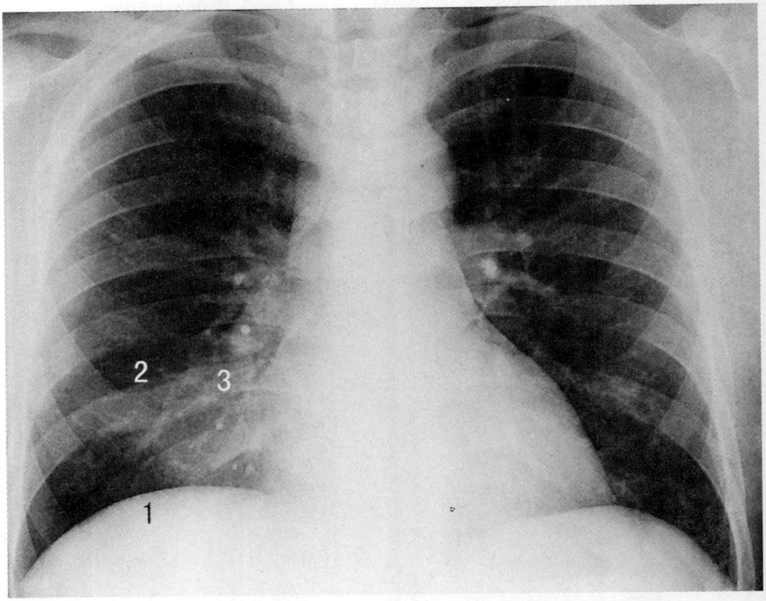

图 3-4

图 3-4、3-5 示右肺中叶不张。右肺中叶不张较难发现。右侧膈肌可以稍升高(1)，水平叶裂(2)可能下移，下肺野上部模糊致密影(3)，有时右心缘不清晰。右肺中叶不张在侧位片上很容易发现，表现为三角形致密影，尖端指向肺门(4)，基底部位于胸骨和膈肌之间(5)。

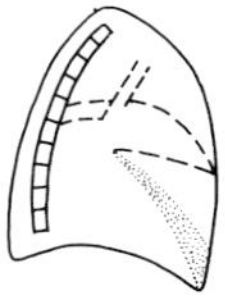

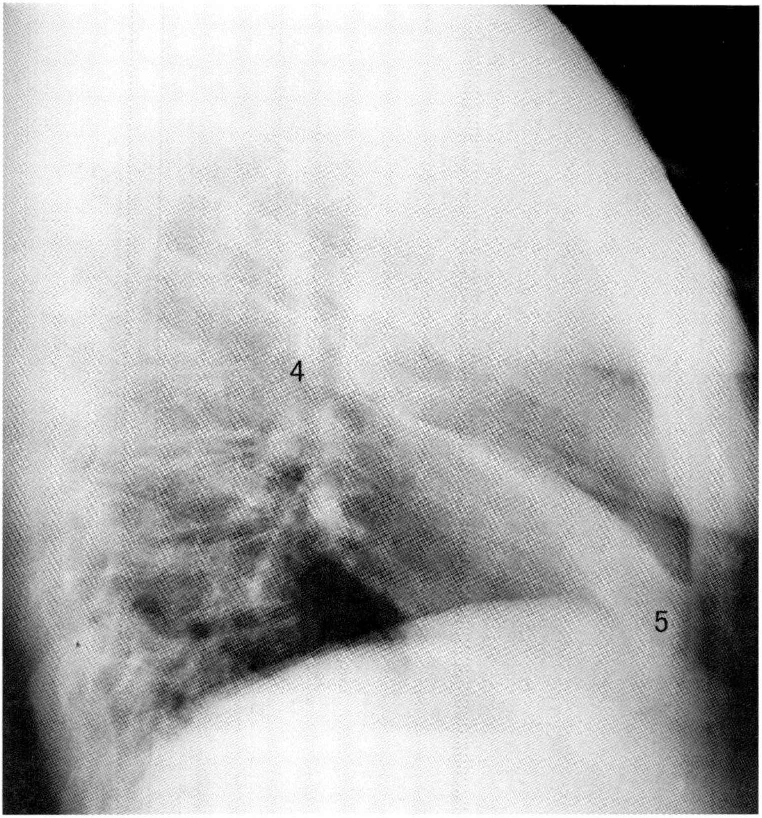

图 3-5

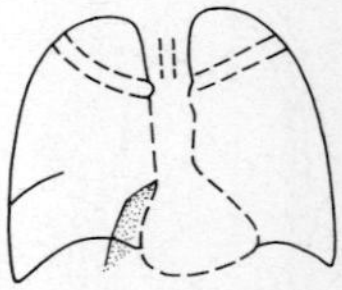

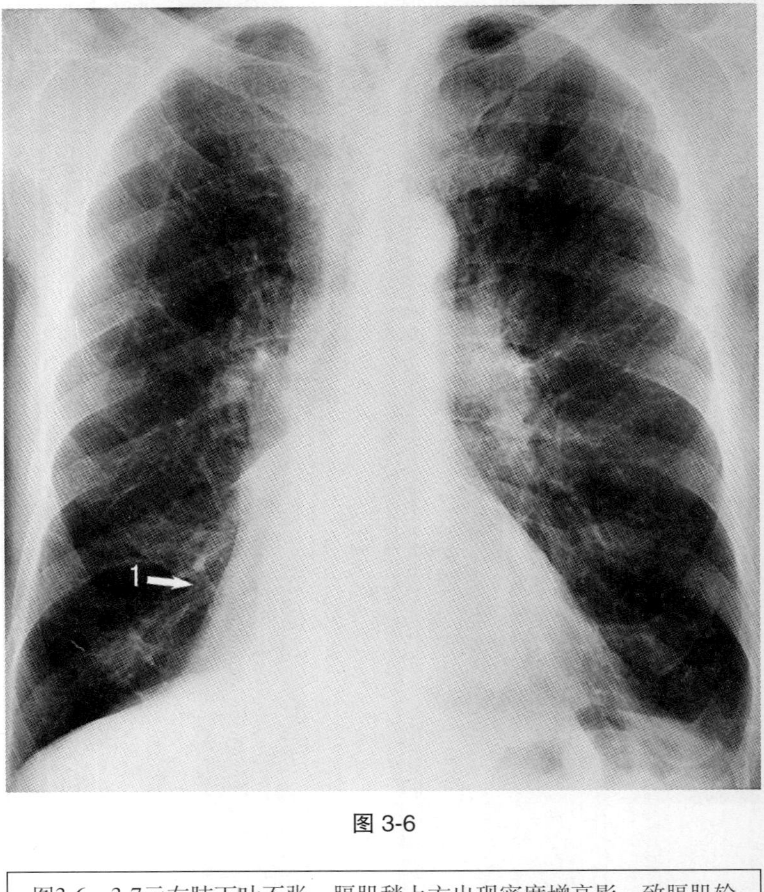

图 3-6

图3-6、3-7示右肺下叶不张。膈肌稍上方出现密度增高影，致膈肌轮廓消失 (1)。在侧位片上，表现为肺野后下部三角形致密影 (2)。

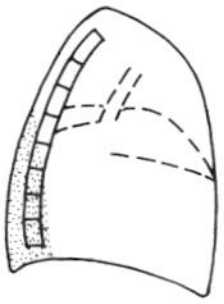

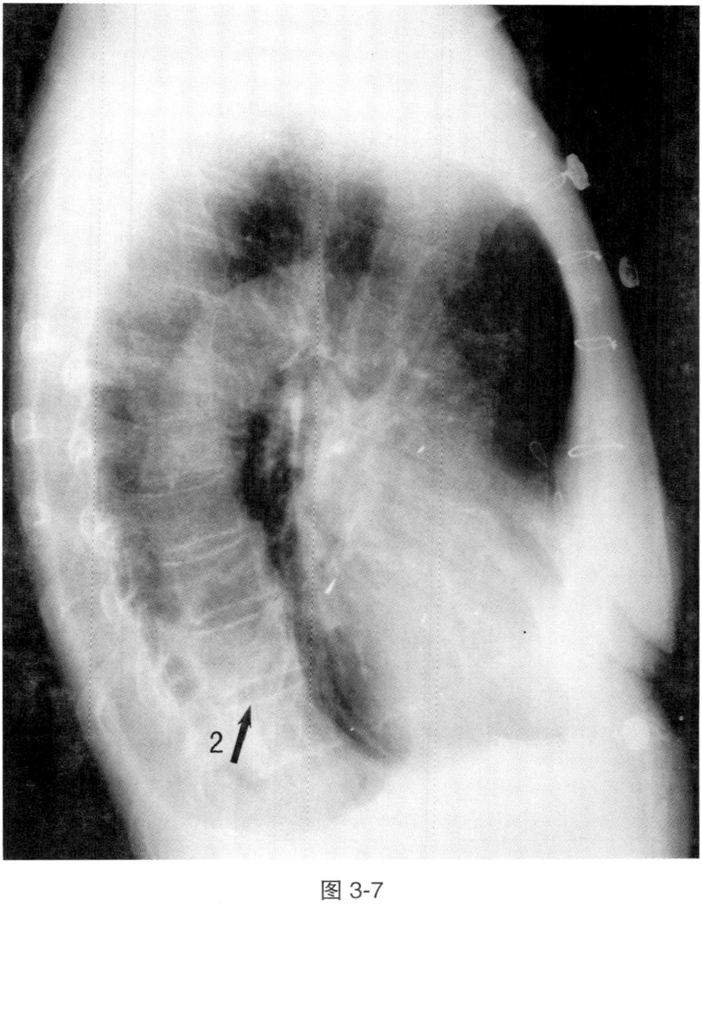

图 3-7

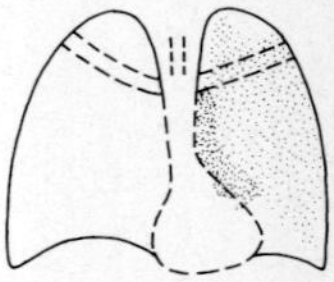

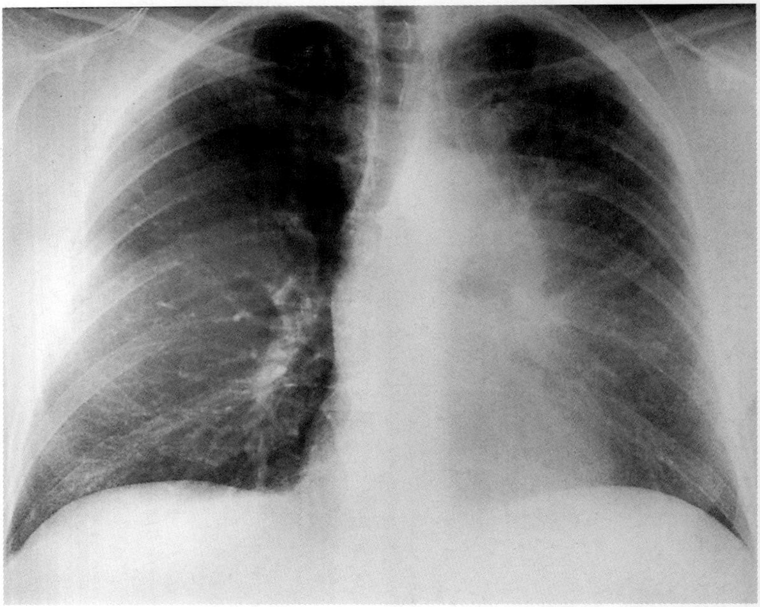

图 3-8

图3-8、3-9示左肺上叶不张。左肺上叶不张较难发现。切记左肺上叶大部分位于左肺下叶前方，侧位片在上方。当左肺上叶不张时，引起整个左肺野模糊。在侧位片上，致密阴影有时会出现在肺野最上部[1]。

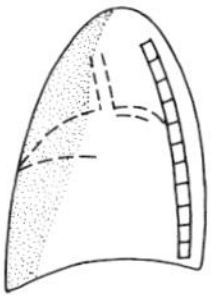

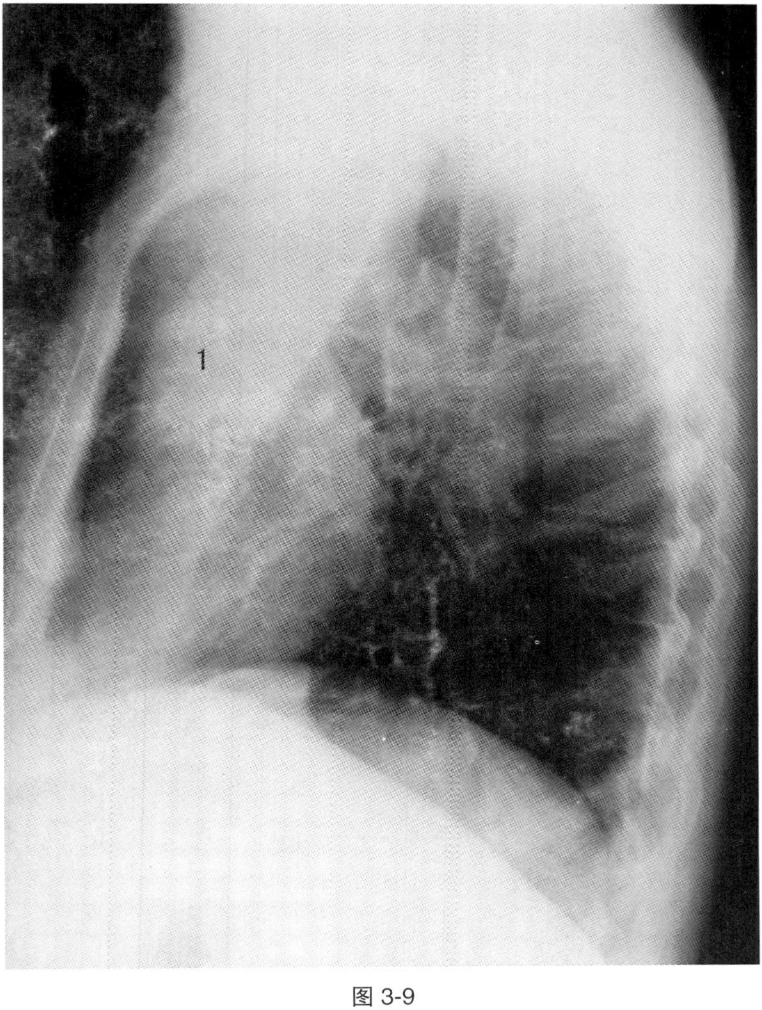

图 3-9

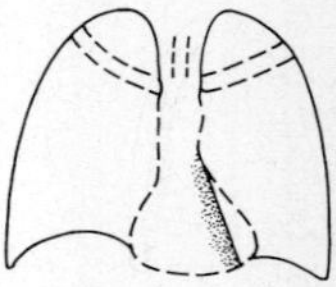

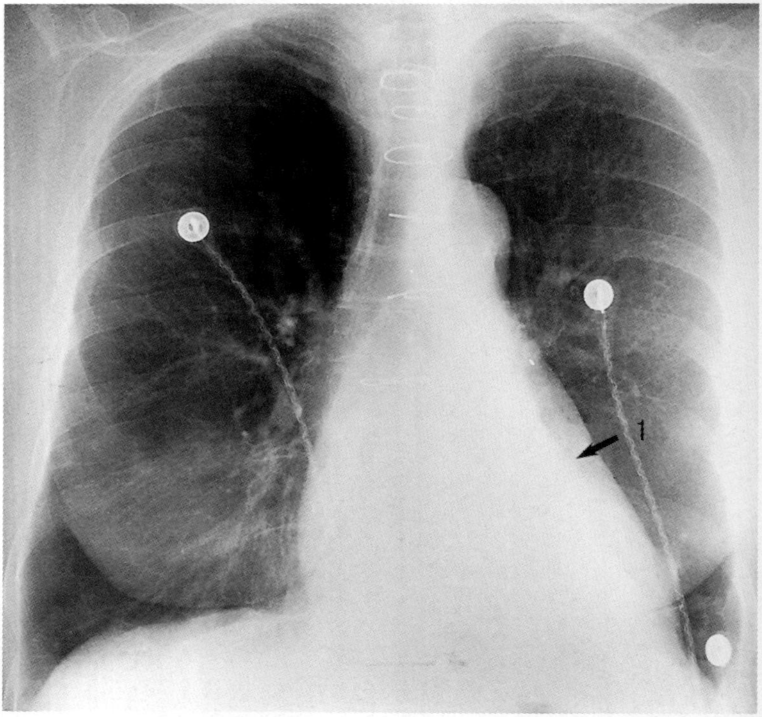

图 3-10

图 3-10、图 3-11 示左肺下叶不张。左肺下叶不张很容易遗漏。左肺下叶不张在心脏后下方。与正常相比左肺野密度减低，而心影将表现为密度增高。如果你仔细观察能发现心影后方三角形密度增高影[1]。在侧位上你会看到在肺野后肋膈角处出现三角形致密影[2]，椎体密度增高。

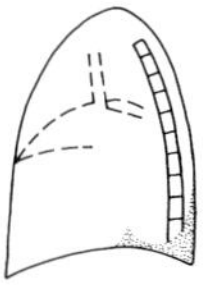

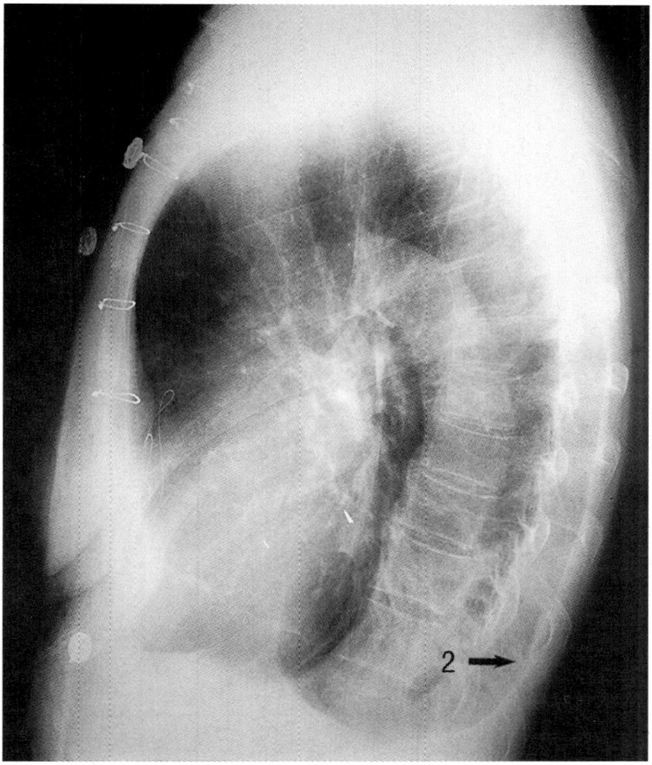

图 3-11

肺容积缩小

更精确的概念是肺容积缩小。许多肺疾病，包括肺不张，在演变的过程中会引起肺容积逐渐变化。肺容积缩小将使其他肺叶内血管分布稀疏，表现为肺野密度减低。这一征象不容易发现。

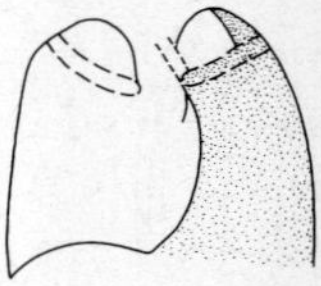

3.3 肺切除

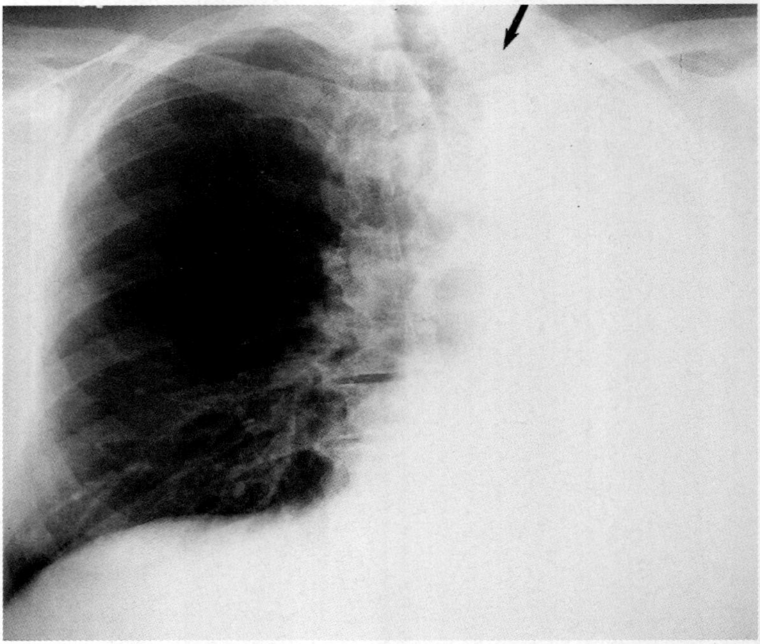

图 3-12

一位左肺切除术后5年患者的胸部X光表现。左侧胸廓变白，纵隔移向患侧，右肺部分肺组织“疝入”左侧，同肺底部比较左肺尖（图中箭头所示）稍变黑。

另一引起肺野密度增高的原因是肺切除。你应该了解患者既往史，检查患者有无肺切除史。观察下列 X 线表现:

1. 观察纵隔。首先观察气管移向肺切除一侧，进而观察心缘。肺切除后心脏明显发生移位，不再显示心缘。

2. 观察对侧肺野。因纵隔移位，对侧肺过度通气，肺野密度较低。

3. 观察致密侧肺野。你看不到肺切除一侧的膈肌上缘。

4. 仔细观察肋骨。若患者有肺切除，手术时肋骨切断或切除缺如。因此寻找不完整肋骨或注意缺如肋骨对明确诊断有帮助。第 5 肋骨最常受累。

> 与肺切除表现相同的非常罕见的病因：肺发育不全或先天性一侧肺不发育。

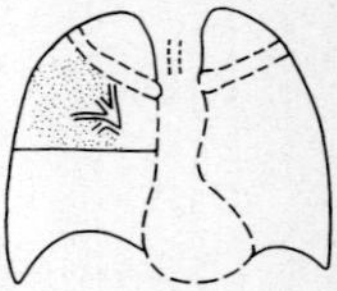

3.4 肺实变

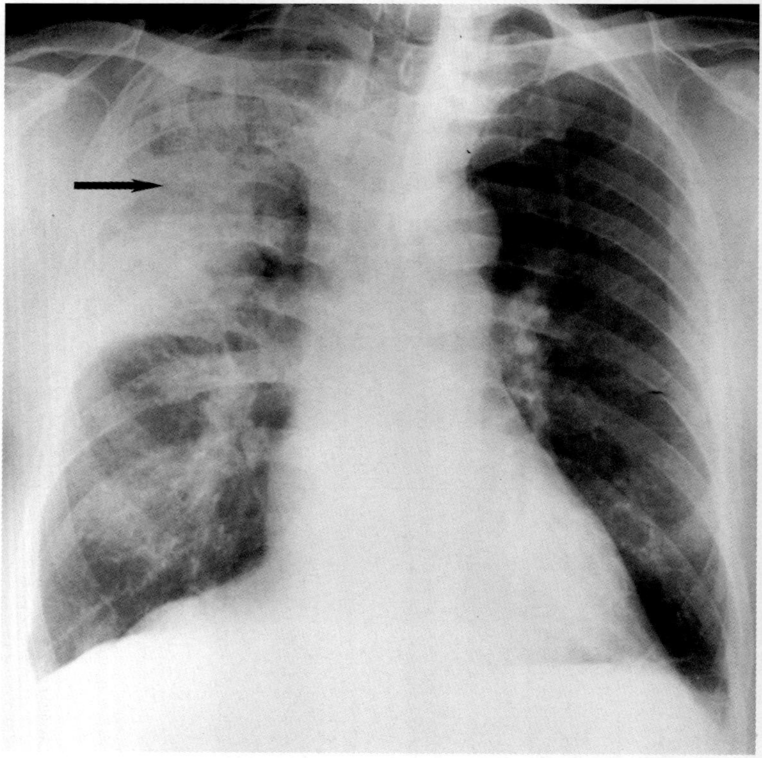

图 3-13

大叶性肺炎后典型肺实变X光片表现，可见空气支气管征（图中箭头所示）。

你能发现高密度阴影。先观察致密阴影的特性和边界。如果致密影密度均匀边界清晰，更有可能是肺不张或胸腔积液。若阴影不均匀，边界不清晰，可能是实变、肺纤维化或一些其他渗出性病变。诊断实变可能不容易，因此，需要仔细完成下列步骤:

1. 切记临床病史。出现体温升高和感染征象，最可能的异常是肺实变。

2. 观察既往X光片。纤维化一般是慢性过程，肺实变多是短暂的。如果既往X光片存在相同异常，应考虑纤维化而不是肺实变。

3. 仔细观察阴影特性。肺实变肺泡内填充渗出液，表现为白色，而支气管腔仍然含气，表现为黑色。若近距离观察白色实变区，常能辨认出含气的黑色细小支气管——所谓空气支气管征。

4. 观察阴影分布。渗出液的重力作用使实变在肺内越下方密度越高。实变影下界密度更高，边界更清晰。

实变及X线复查

任何重症肺炎患者需要住ICU病房或加护病室（HDU），并且每天必须做X光检查以保证病情不再进展。其他患者并不需要每天复查X光检查，如果患者症状和体征持续存在，或者有可能患肺恶性肿瘤，则必须复查胸部X光片（每隔6周）。

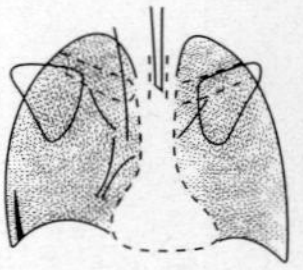

3.5 卡氏肺囊虫肺炎

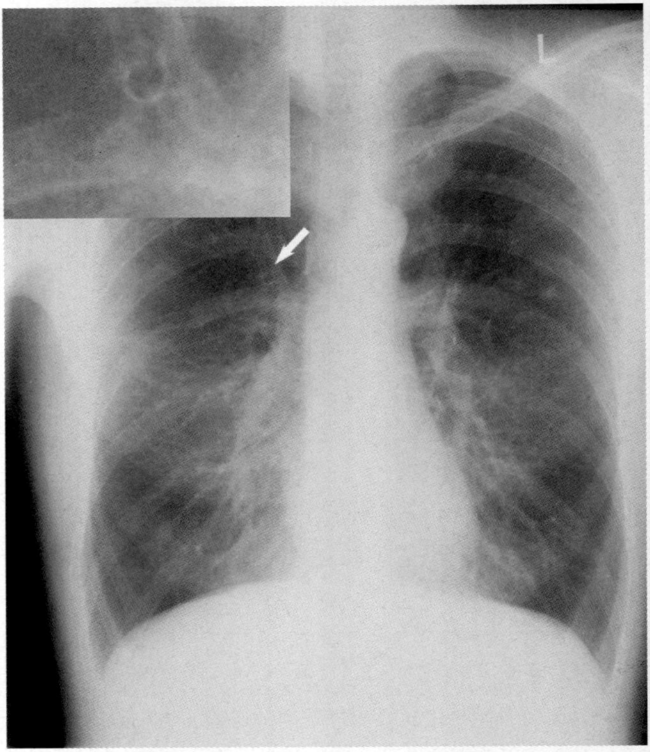

图 3-14

一名 24 岁男性患者因进行性气短 2 年入院。患者否认与 HIV 感染有关的各种因素，也没有接受免疫抑制剂治疗。胸部X光片显示肺门处出现模糊致密阴影向外放射状分布。局部放大显示支气管管壁增厚，支气管袖口征（图中箭头所示）。该患者支气管肺泡灌洗检查证实为卡氏肺囊虫肺炎（PCP）。患者拒绝做HIV化验，并未完成其他相关检查就自行出院。

卡氏肺囊虫肺炎胸部 X 光片难以诊断，其中 10% 的卡氏肺囊虫肺炎患者胸片正常。如果患者出现气短和缺氧，症状与相对正常的 X 光片不相符，则应猜测本病。

若你疑似胸片阴影与 PCP 有关，应观察下列征象:

1．观察肺容积。双侧肺容积缩小时可以考虑早期 PCP。察看既往胸部X光片。同患者健康时拍摄的胸片进行肺容积的比较。

2．观察肺门周围。卡氏肺囊虫肺炎常常肺门处密度增高。阴影非常模糊。观察以肺门为中心向外走行的血管影，有助于理解卡氏肺囊虫肺炎。卡氏肺囊虫肺炎肺门处血管表现模糊。

3．寻找支气管袖口征。该征象见于末端支气管腔内，由于渗出液的出现使支气管壁密度增高，在支气管腔周围形成不足 1.5mm 厚的白线影，看上去像快要抿完的薄荷糖。

4．寻找弥漫分布在肺内的大片状致密影。随着本病进展，致密影增大，表示实变区增大。典型的卡氏肺囊虫肺炎致密影不累及肺尖部和肋膈角。

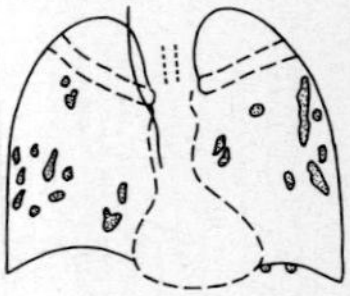

3.6 石棉斑

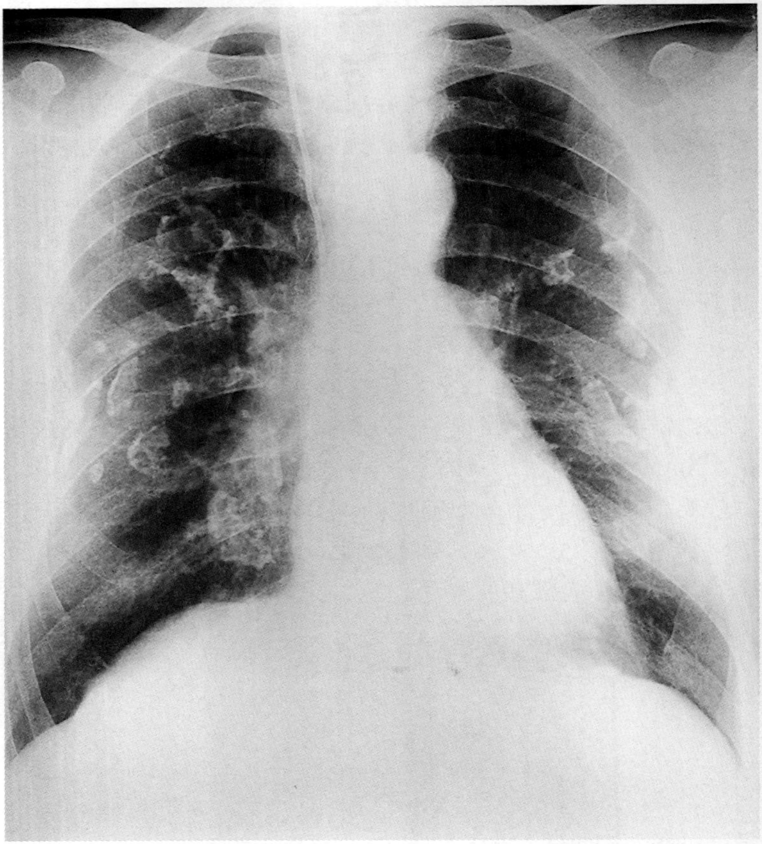

图 3-15

一位63岁男性患者的胸片，因胃肠道出血住院（中心静脉压检测线）。曾经接触过石棉，当时在海军造船厂工作。你能发现在内侧胸壁多发钙化胸膜斑。

胸膜斑代表胸膜增厚区，由石棉纤维引起。孤立性胸膜增厚是局灶性肺内密度增高的原因之一，较难同肺内致密影区别。如果你考虑胸膜斑:

1. 仔细观察双侧肺野。胸膜增厚容易识别，位于肺边缘，表现为肺周围增厚的线影。如果你能识别胸膜增厚，则致密影更有可能是重叠在肺野的胸膜斑。

2. 仔细观察致密影的位置，并与你所熟知的正常肺解剖比较。如果致密影沿肺内结构，如肺叶分布，那致密影可能源于肺本身。若致密影穿越肺内正常结构，则致密影可能是胸膜。

3. 比较致密影分布与前肋走行。发现石棉斑常与前肋阴影走行一致。

4. 观察片状影的分布。胸膜斑多见于肺中野和中胸部近腋窝处，并逐渐散发于上野和肋膈角。仔细观察双侧肺野，胸膜斑通常出现在双侧，如果仅出现在一侧胸腔，在诊断时你应慎重考虑。

5. 观察膈肌。沿膈肌分布的胸膜斑常发生钙化。如果你发现沿膈肌走行的条纹状高密度影（钙），意味着胸膜斑的出现。

6. 观察致密影特性。胸膜斑为斑片状与胸腔积液不同，后者密度多均匀。由于胸膜斑内出现斑片状钙化，因此有时称胸膜斑为地图样。观察胸膜斑边缘，胸膜斑边界清晰，不同于伴随影边界模糊。

7. 观察既往胸片。胸膜斑缓慢增大，在既往胸片也能看到。

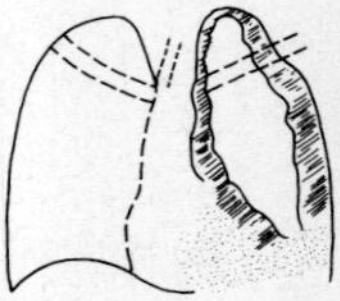

3.7 间皮瘤

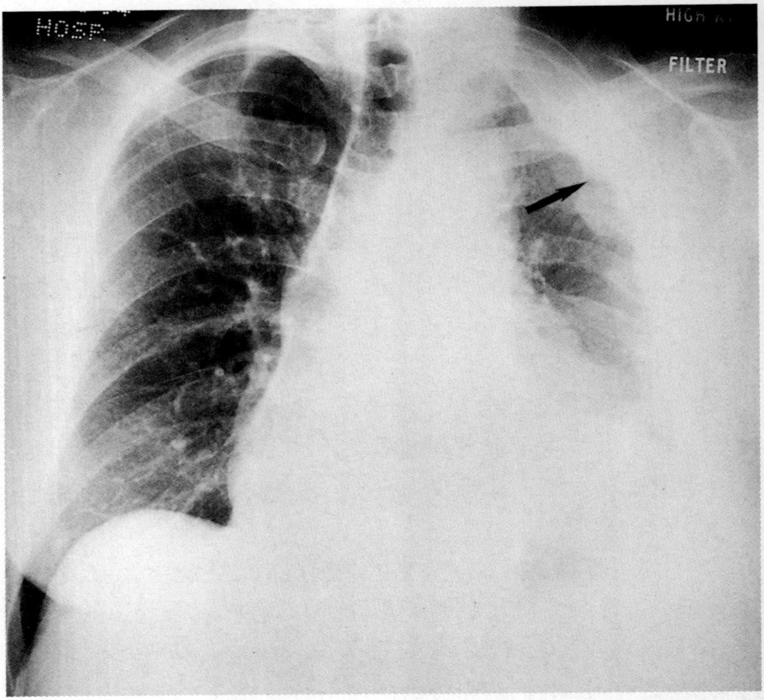

图 3-16

男性患者，72岁，出现剧烈左胸痛。胸部X光片示典型间皮瘤表现。胸膜肿块呈不规则分叶状（图中箭头所示），伴左侧胸廓塌陷和肋间隙变窄。

间皮瘤是一种胸膜恶性肿瘤。间皮瘤具有特征性胸膜改变和恶性肿瘤的一些特征。若疑似致密影是间皮瘤，则：

1．仔细观察致密影分布，确定致密影是否在肺内，如果不是，致密影可能源自胸膜。

2．观察致密影边界。若呈分叶状，意味着是恶性。

3．观察致密影上缘。主要鉴别诊断是胸腔积液。如果上缘呈分叶状，无新月形外观，则不可能是胸腔积液。

4．比较双侧胸腔容积的改变。患侧胸腔变小间皮瘤的可能性更大。

胸膜肿瘤

间皮瘤
转移瘤
胸膜肉瘤（非常罕见）
良性肿瘤（罕见）

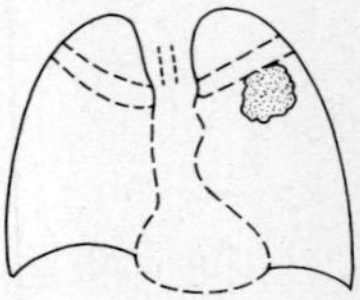

3.8 硬币样病变

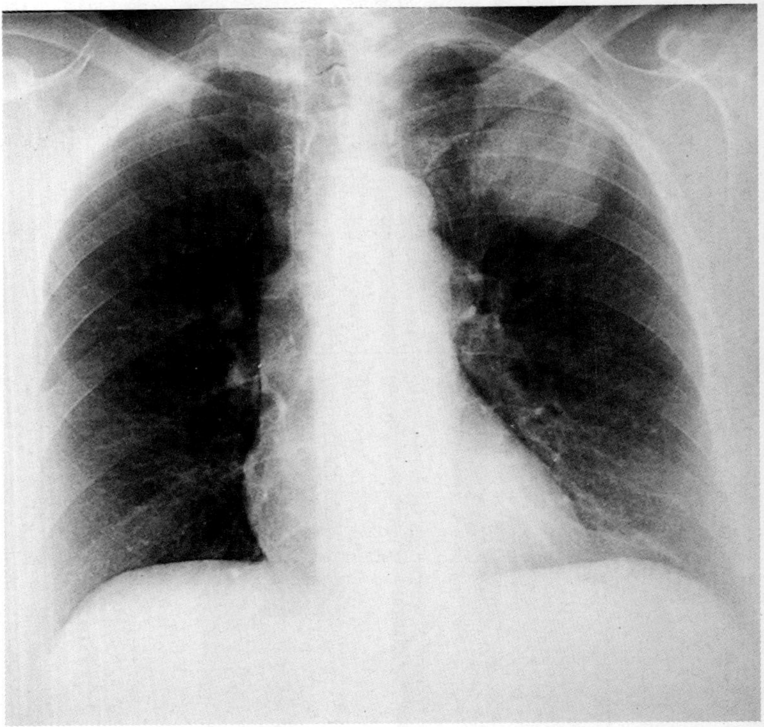

图 3-17

65岁男性患者，有吸烟史，常规术前检查发现肺癌。胸片示：左肺上叶见边界清晰的肿块，稍呈分叶状。

硬币样病变一词用于描述位于肺野内边界清晰的致密影，严格讲并不一定呈圆形。主要疑虑是肺癌。其他可能病变包括局限性实变、肺脓肿或胸膜异常。按下列步骤完成对异常的评估:

1. 观察病灶边缘。恶性肿瘤多出现毛刺、不规则或呈分叶状。

2. 寻找钙化灶。钙化为致密影（与骨密度相同），密度明显高于病变其他组织。恶性肿瘤偶尔出现钙化，钙化有助于你诊断其它疾病。

3. 观察致密影特征。若病灶出现空洞，病灶中央密度较周边密度低。从远处观察空洞更容易被发现，因此应远离X光片观察。

4. 寻找空气支气管征。空气支气管征是实变的征象，肿瘤通常不出现此征象。

5. 寻找其他硬币样病变。多发硬币样病变考虑转移瘤。

6. 寻找病灶周边异常。肿瘤可引起病灶远处炎性实变或不张。

7. 仔细观察X光片其他部位。恶性肿瘤会伴发纵隔淋巴结转移或骨转移。

8. 如可能要观察既往胸片。如果肿块在以前胸片上存在，要比较肿瘤的大小。有些肿瘤生长缓慢，不过若肿瘤2年后没有发生变化，一般不是恶性肿瘤。

单发硬币样病变的原因

良性肿瘤，如错构瘤
恶性肿瘤，如支气管肺癌，单发转移瘤
炎症，如肺炎、肺脓肿、肺结核、肺包虫
梗死
风湿结节

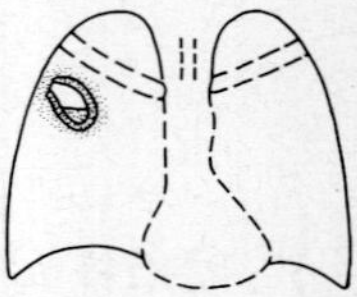

3.9 肺空洞性病变

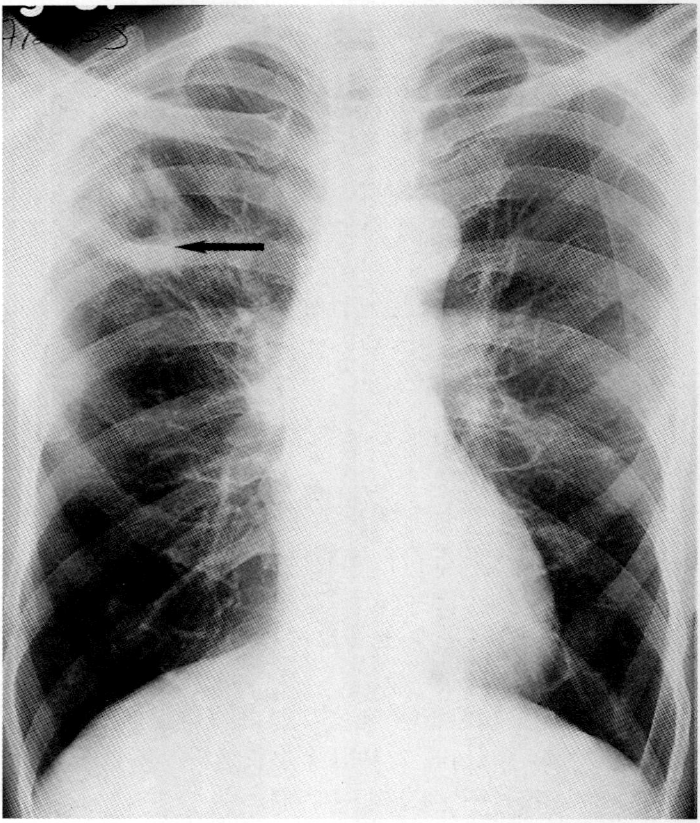

图 3-18

患者，男，55岁，有长期嗜酒史，胸部感染，伴发热、不适和咳臭痰。胸片示：右肺上野高密度影，厚壁空洞形成，空洞内出现气液平面（图中箭头所示），为肺脓肿。

有些硬币样病变可以出现空洞，如果你认为是硬币样病变，寻找空洞征象很重要。因此：

1. 观察病变中心并与周边比较。如果中心密度减低，泛指空洞。

2. 寻找液平面。病变内寻找水平线样影。水平线下致密影（液体）和水平线上低密度影（空气）。液平面常见于空洞，出现液平面应考虑空洞。

3. 观察侧位片。空洞和液平在侧位上更容易发现，尤其靠近后下方的空洞和液平。

4. 观察既往胸片。如果病变存在时间长，可能发现空洞形成。

若诊断为空洞性病变，则：

1. 观察空洞壁。通常与肺脓肿不同，肿瘤空洞壁较厚（>5mm）。尽管这条原则并不总是正确，但是洞壁越厚肿瘤的可能性越大。

2. 仔细观察空洞内部。如果空洞内出现球形高密度影，是肺曲菌病的典型表现。此征象罕见。

肺空洞性病变的原因

肺脓肿
肿瘤
肺炎周围空洞
梗死
风湿结节（罕见）

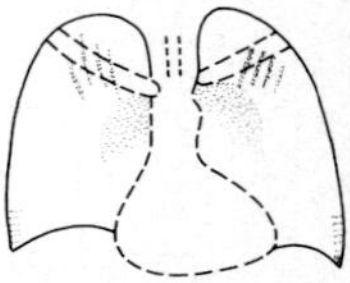

3.10 左心室功能衰竭

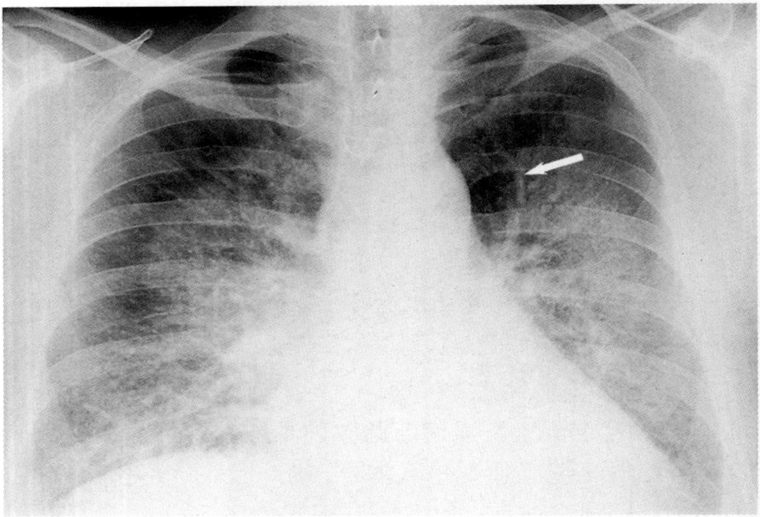

图 3-19

患者曾做过冠状动脉搭桥术，现左心室功能衰竭。图中示：心脏增大，双肺底部外侧显示克氏 B 线，并且上叶血管明显扩张（图中箭头所示）。患者见少量胸腔积液，胸片显示双肺门呈蝶翼状阴影，为肺水肿的特征性表现，不过此征象并不常见。右肺下野放大图像（图 3-20）清晰显示水平走行小叶间隔线（图中箭头所示）。

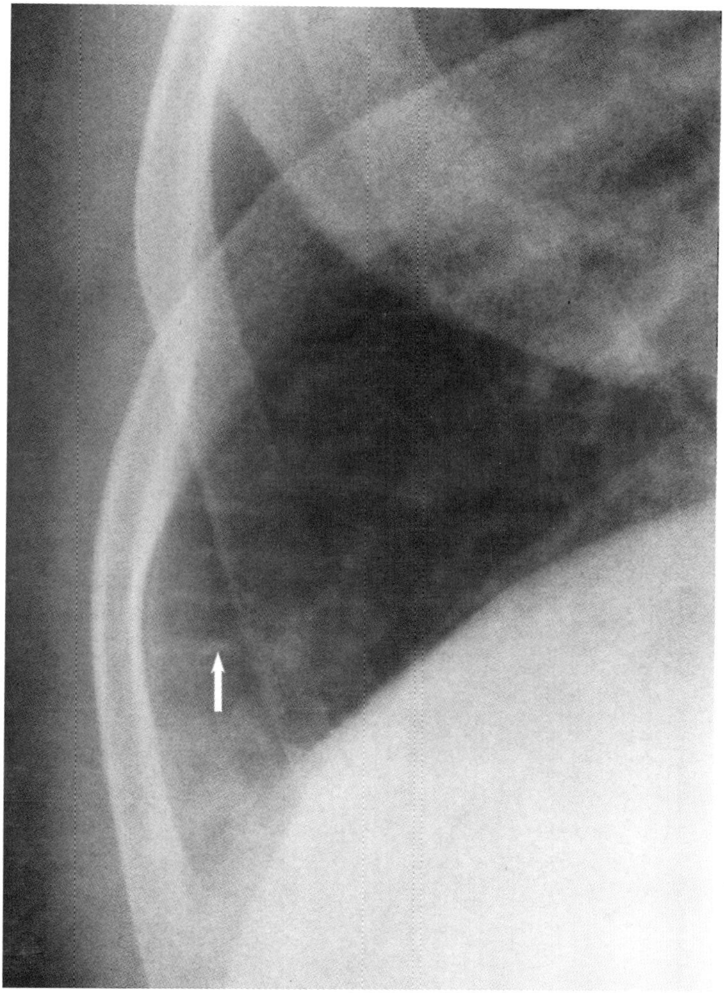

图 3-20

如果疑似心衰是弥漫性或局限性阴影的原因，则:

1. 比较上叶与下叶血管的大小。以肺门为中心比较相同距离处上叶与下叶血管宽度。上叶血管应比下叶血管细。如果上下叶血管粗细一致或上叶血管反而比下叶血管宽——这是心衰的早期征象。注意这一征象仅适用于直立位片。仰卧位片上叶血管增粗是正常的，并不意味着心衰——这是一种常见错误。

上叶血管增粗是由于肺泡缺氧使下肺野动脉收缩所致。

2. 观察心脏大小。出现左心室扩张明显表示心衰。在后前位片心脏最大径应小于胸廓最大径的一半（心胸比）。如果超过了这一标准，存在心脏异常，如左心室扩大、同时出现异常阴影是由于左心衰造成的（见第6章心影增大的其他原因）。不能用床旁拍摄的前后位片来评价心脏大小；注意急性左心衰竭可以不出现心脏增大。

3. 寻找克氏B线。小叶间隔水肿形成克氏B线。克氏B线水平走行，无分支，呈高密度线影，见于肋膈角上方肺野外带。

重度心衰

重度肺水肿形成从肺门向两侧分布融合的肺泡影，呈“蝶翼状”表现。如果与弥漫阴影有关，出现上叶血管增粗和克氏B线。观察肺门，肺水肿肺门影可扩大，近肺门处血管模糊。

重度心衰与非心源性肺水肿

可能难以鉴别非心源性肺水肿（急性呼吸窘迫综合征）和左心衰。非心源性肺水肿时，心影大小可能正常（见58页第2条），并不一定出现在肺周边（见第3.11节）。

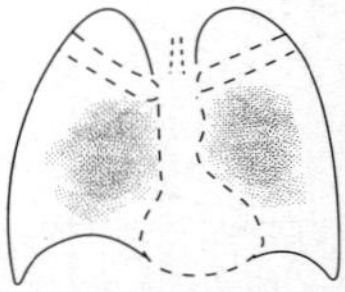

3.11 急性呼吸窘迫综合征

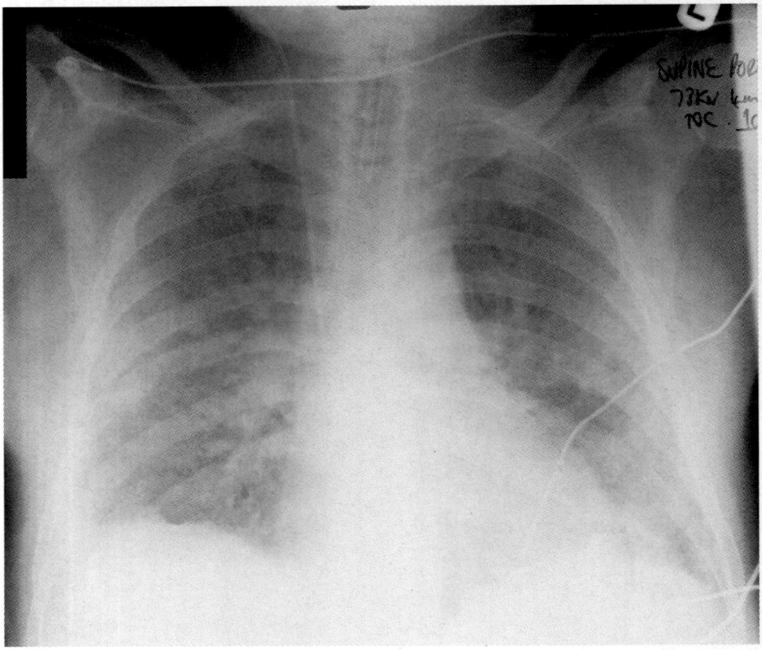

图 3-21

36 岁男性患者，剧烈上腹痛，诊断为胰腺炎。住院时突发气短，胸片疑似合并急性呼吸窘迫综合征（ARDS）。X光片示双侧肺野内多发致密影，不过没有任何左心功能衰竭征象。接受机械通气治疗3周后死于 ICU 病房。

急性呼吸窘迫综合征（ARDS）定义为呼吸衰竭、伴胸片上出现双肺肺泡内聚集高密度影（致密影），极似肺水肿。

肺水肿其他（和更常见）的原因是左心功能衰竭，也是呼吸衰竭的原因之一。因此，如果你发现胸片上肺内双侧致密影，并疑似 ARDS 所致，需要:

- 检查致密影是否符合 ARDS 诊断。
- 仔细检查 X 光片，判断是 ARDS 还是左心功能衰竭。
- 寻找引起 ARDS 的可能线索。

1. 检查阴影是否符合 ARDS，首先要观察阴影的分布。ARDS阴影出现在双肺——是确诊的依据之一。也要观察阴影的特性。通常阴影非常模糊，很难发现明确边界。阴影也可具有肺实变的特征，即你能在阴影内发现空气支气管征（见图3-13,P44）。

2. 如果阴影符合 ARDS，表示肺内出现大量液体。现在需要你判断液体的出现是由于 ARDS 还是因左心功能衰竭引起。观察 X 光片寻找下列线索:

（1）观察心脏大小。出现左心功能衰竭时你会发现心脏增大，而 ARDS 心脏大小应该正常。

（2）观察上叶血管。左心功能衰竭时上叶血管增粗（见图3-19,P56），而 ARDS 上叶血管是正常的。

（3）再观察阴影的分布。左心功能衰竭时阴影主要以肺门为中心，ARDS 阴影多出现在肺周边。

（4）寻找克氏 B 线（见图 3-20,P57）。尽管克氏 B 线可以出现在 ARDS，然而其更容易见于左心功能衰竭。

（5）寻找胸腔积液。少量胸腔积液可导致正常肋膈角消失，因此需要仔细观察膈肌边界。胸腔积液可出现在 ARDS，然而更多见于左心功能衰竭。

（6）比较X光片变化时间与出现症状时间的关系。如有可能应观察既往胸片，会对诊断有帮助。ARDS患者症状出现后12小时以上X光片才有异常改变。相比较而言，左心功能衰竭在症状出现前X光片常表现异常。

如果你确定胸片能诊断为ARDS，下一步要寻找线索明确原因。引起ARDS的原因很多（见63页），大多数仅通过病史和体格检查就能获得。然而，阴影分布不对称，如阴影明显分布于某一侧肺内，可能是由于外伤引起。ARDS发生于前胸片可明显表现为肺炎。

ARDS 的原因

任何肺泡细胞或内皮细胞损伤均会引起 ARDS，肺泡细胞间连接完整性丧失，导致液体进入肺泡内。原因包括：

吸入有毒气体	肺创伤
肺炎	放射性损伤
脓毒血症	药物，包括毒品
溺水	外伤后脂肪栓塞
超敏反应	输血反应

ARDS 的并发症

ARDS 患者应每天复查胸片，观察疾病进展的征象。会发现在使用正压通气疗法治疗 ARDS 的过程中，会引起的压力性气胸或肺大泡。

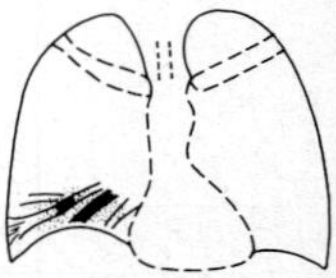

3.12 支气管扩张

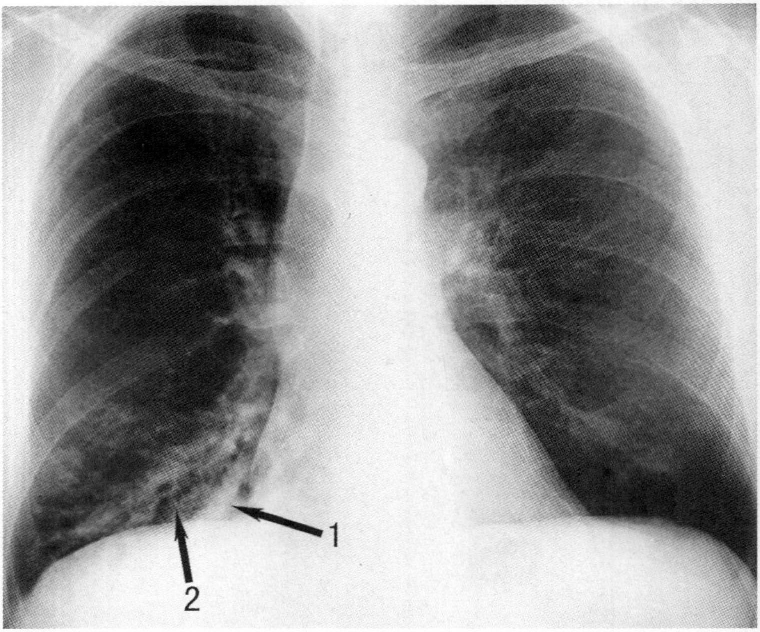

图 3-22

胸片示右肺下叶局限性支气管扩张，因幼年时百日咳感染引起。能发现在下叶出现典型环状阴影呈“葡萄串”样(1)伴轨道征(2)。

支气管扩张平片可能不容易诊断。若怀疑支气管扩张是阴影逐渐扩大的原因，则寻找下列特征:

1. 环形阴影。阴影看似戒指，直径大小接近1cm。阴影可以单发，不过通常多发呈蜂窝状或“葡萄串”样。环形阴影表示远端扩张的支气管。

2. 轨道征。轨道征见于肺外围，由平行增厚的线样高密度影和中央含气低密度影组成。正常胸片上肺门处见平行线样影，这些线样影细如毛发。真正轨道征较厚，并不一定出现在肺门附近。轨道征是末端扩张的支气管。

3. 管状阴影。阴影为实性高密度，约8mm宽，指扩张的支气管腔内含有粘液物。该征象不常见，一旦出现代表支气管扩张。

4. 手套征。该征象表示近端见成簇管状影，像手套——故而得名。

上述这些征象中任何一种征象的出现高度疑似支气管扩张。然而胸部正常X光片并不能除外支气管扩张，CT扫描是最敏感的诊断方法。

支气管扩张的原因

支气管管壁异常，如kartagener综合征、阻塞（癌、异物）
感染，如小儿百日咳、麻疹、结核、肺炎
免疫，如低丙种球蛋白血症、过敏性支气管肺曲菌病
代谢，如囊泡性纤维症
特发性

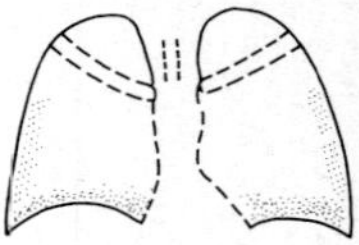

3.13 肺纤维化

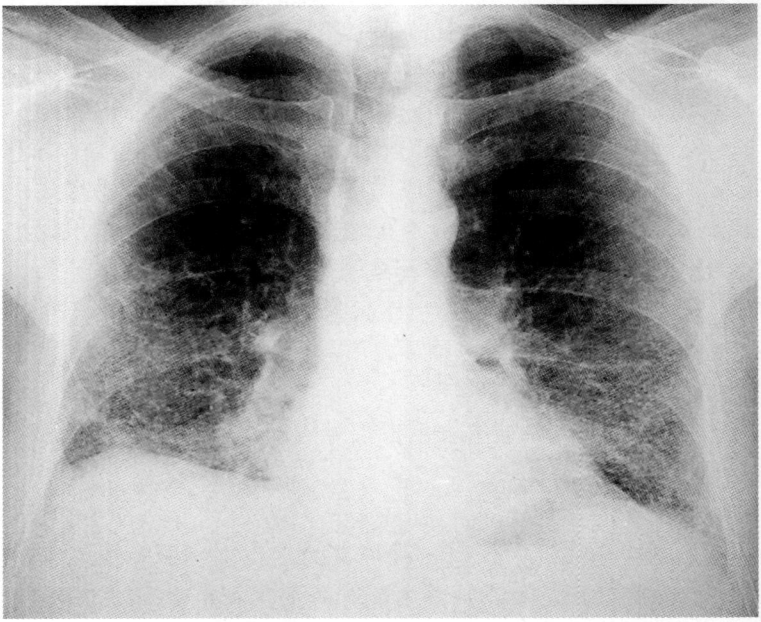

图 3-23

患者为隐源性纤维性肺泡炎。X 光片显示肺纤维化疾病常见的特征。清晰的网状结节影以特定方式向两肺腋窝处伸展，因进行性纤维化致肺容积缩小，病变累及肺下叶。明显纤维化形成所谓的蜂窝状阴影，由多发小环形影组成。

纤维化是引起双肺密度增高的少见原因之一，需要同引起肺密度增高的常见原因实变或水肿相鉴别。如果疑似纤维化：

1. 尽可能观察既往X光片。纤维化是慢性过程，若既往X光片存在高密度影，则病变更可能是纤维化而不是实变或水肿。

2. 观察阴影的分布。纤维化的分布有助于同肺水肿鉴别，因后者更可能出现在两肺和基底部。阴影位于两肺基底部可以是水肿或纤维化，阴影位于中野或肺尖部更可能是纤维化。

3. 观察肺容积的大小。纤维化可以引起肺容积缩小，实变或水肿不会引起肺容积改变。肺容积变小通常为纤维化。

4. 观察纵隔的位置。纤维化引起肺容积缩小，牵拉纵隔向患侧移位。纵隔向阴影侧移位高度疑似纤维化。

5. 观察阴影的特征。肺纤维化形成网状结节影，网格影由直径约 5mm 的环形阴影与结节影相互交织而成。有时网格非常清晰呈毛玻璃样，所谓肺表面像遮盖了薄纱。进一步形成杂乱阴影，所谓像蜂窝。同肺水肿（见图3-19）和实变（见图3-13）相比，会发现此征象很特别。实际上此征象是纤维化的特征之一，非常有助于本病的诊断。

6. 观察心缘和膈肌。如果发生纤维化，心缘和膈肌会表现模糊。

7. 观察血管纹理。纤维化使血管不清晰，由许多小片状肺不张形成所致。

纤维化的原因

隐源性
外源性/职业，如外源性过敏性肺泡炎、石棉肺
感染，如结核、鹦鹉病、吸入性肺炎
胶原血管病，如风湿性关节炎、系统性红斑狼疮
肉瘤样病
医源性，如胺碘酮、白消安、放疗

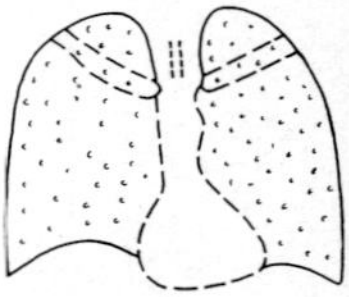

3.14 水痘肺炎

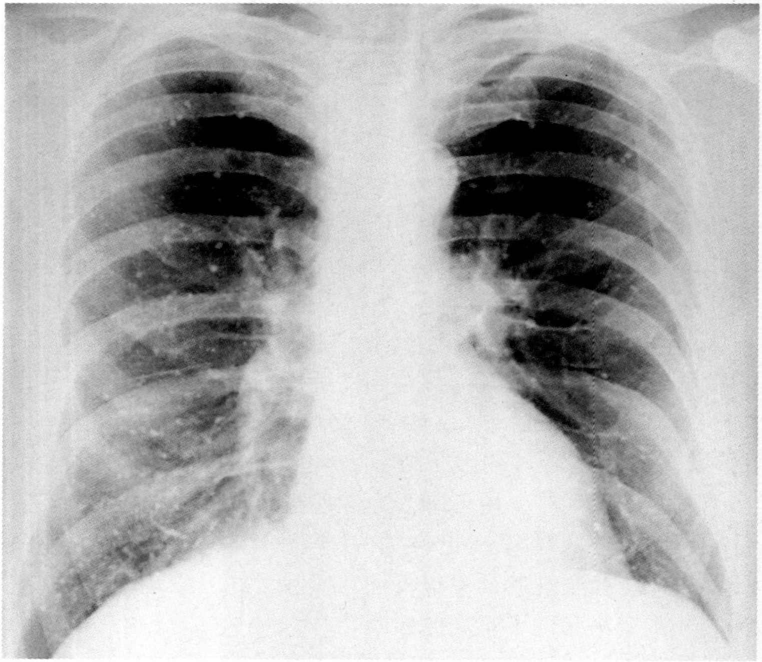

图 3-24

女性患者因急性腹痛入院，胸片为典型陈旧性水痘肺炎表现。能发现双肺内多发钙化结节。

成年人患水痘肺炎能引发多发钙化结节。要确定是否可能是本病:

1. 观察结节分布。水痘肺炎患者肺内结节多见于中下野。
2. 观察结节密度。结节发生钙化，表现为高密度。
3. 观察结节大小。结节直径常小于 3mm。
4. 观察结节数目。水痘肺炎患者肺内结节少于100个，若明显超过 100 个，应该对本病诊断提出质疑。

多发钙化结节的原因

感染，如结核、组织胞浆菌病、水痘
吸入，如矽肺
慢性肾衰竭
淋巴瘤放疗后
二尖瓣狭窄合并慢性肺静脉高压

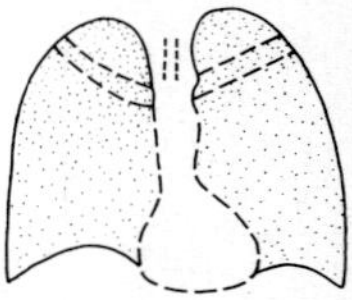

3.15 粟粒状阴影

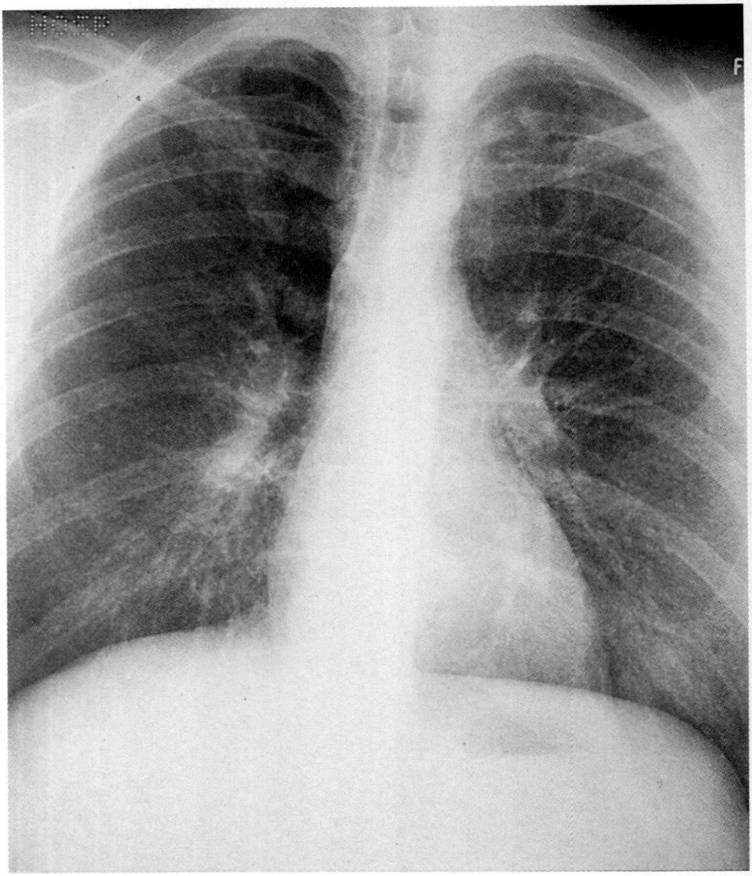

图 3-25

32岁，男性，患免疫缺陷病。胸片示典型粟粒状阴影，肺结核特征性表现。左肺尖见软组织影，符合肺结核表现。

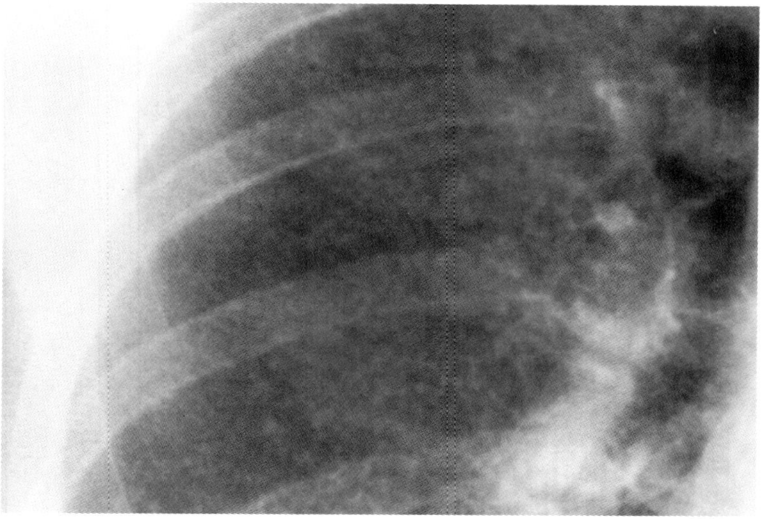

图 3-26

双肺斑点状表现，多为粟粒状阴影，与毛玻璃样表现可能有相似之处，有时正常肺也会有斑点状表现。首先需要从中鉴别:

1. 观察阴影分布。仔细观察肺周围，如果阴影出现在肺周围更可能是病理性的。有时正常血管结构可能与间质阴影相似，不过血管结构通常出现在肺野中央区。

2. 近距离观察X光片，仔细检查阴影。粟粒状阴影应散在分布。

3. 多发致密影间的比较。如果阴影是粟粒状，应大小、密度相同。毛玻璃样阴影病灶大小和密度是多变的。

4. 观察肺野内在结构。粟粒状阴影肺正常解剖清晰可见，而毛玻璃阴影肺正常解剖模糊不清。

如果认为阴影是粟粒状，进一步寻找线索发现致病原因。很可能是粟粒型肺结核，肉瘤样病或恶性肿瘤粟粒性肺转移:

1. 重新观察阴影的分布。粟粒型肺结核以肺上野致密影尤著，肉瘤样病多出现在肺门周围和肺中野，而粟粒性肺转移致密影多出现在肺下野。

2. 观察密度。高密影更可能是粉尘吸入性疾病或肺结核钙化。密度较低多为继发，可能是肉瘤样病或其他原因导致的粟粒结节。

3. 观察X光片其他部位寻找其他疾病的征象。观察肺门。单侧肺门增大考虑结核，双侧肺门增大考虑结节病。观察上纵隔，若甲状腺增大意味着粟粒结节来自甲状腺癌肺转移。观察肺尖部，发现空洞考虑肺结核。特别需要注意的是，肺尖部阴影尽管考虑肺结核，实际上肺结核引起粟粒性播散非常少见。

第 4 章

肺野密度减低

4.1 慢性阻塞性肺疾病 74
4.2 气胸 76
4.3 张力性气胸 78
4.4 肺栓塞 81
4.5 乳房切除术 84

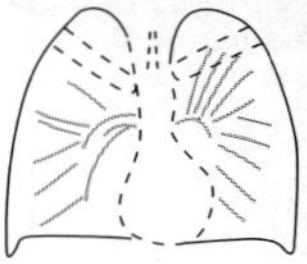

4.1 慢性阻塞性肺疾病

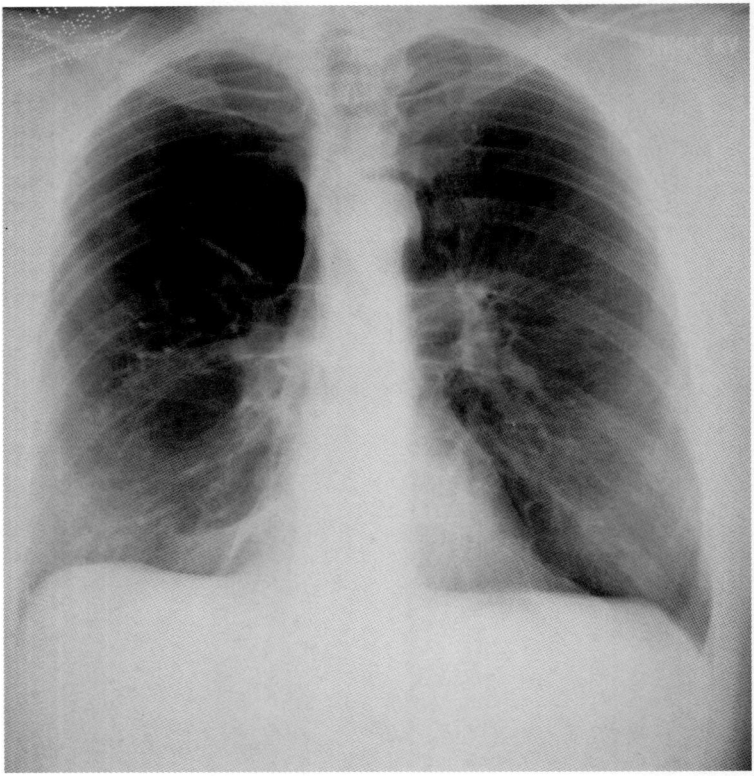

图 4-1

胸片是一位慢性阻塞性肺疾病患者。胸片示双肺野增大，密度减低，膈肌下降变平，双肺中野出现肺大泡，血管稀疏尤以两肺中上野为著，肺动脉主干增粗，符合继发性肺动脉高压。

当试图判断双肺密度减低的原因时，你要:

1. 检查透过度。观察心影后椎体。切记高质量X光片心影后方椎体显示不清。如果椎体显示过清晰，则X光片曝光过度，使双肺变黑。

如果认为胸片曝光条件好，则肺野密度减低最可能的原因是慢性阻塞性肺疾病。慢性阻塞性肺疾病因气体在肺内滞留，引起肺增大和出现肺大泡。因此应该:

1. 计数前肋数目。如果肺增大，能发现膈肌位于第7前肋以下。须注意的是有时正常人膈肌可能在第7前肋下。

2. 观察膈肌形态。慢性阻塞性肺疾病患者膈肌变平或甚至为扇形而不是向上凹。与肋骨计数相比，该征象为肺过度膨胀较可靠的征象。

3. 观察心脏形态。在X光片上，慢性阻塞性肺疾病表现为胸廓增大向外扩张，心影狭长，下缘上翘。心脏不是位于膈肌上，而常表现为“漂浮在空中”。除非合并心功能衰竭，心影大小正常或甚至增大，否则心影变小。

4. 寻找肺大泡。肺大泡是肺内低密度区，常呈圆形，毛发样薄壁。肺大泡压迫正常肺组织并引起周围血管扭曲，认识扭曲的血管纹理有助于发现肺大泡。

5. 观察肺纹理的分布。慢性阻塞性肺疾病肺野密度减低是由于肺纹理稀疏所致。双肺纹理变少，从肺门向外强直散开，近肺门纹理增粗，向外延伸2/3处突然截断——周围消失。

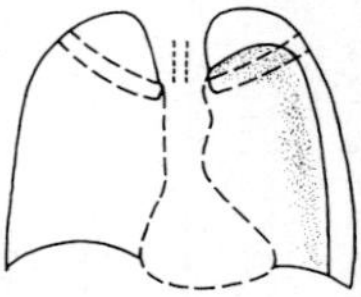

4.2 气胸

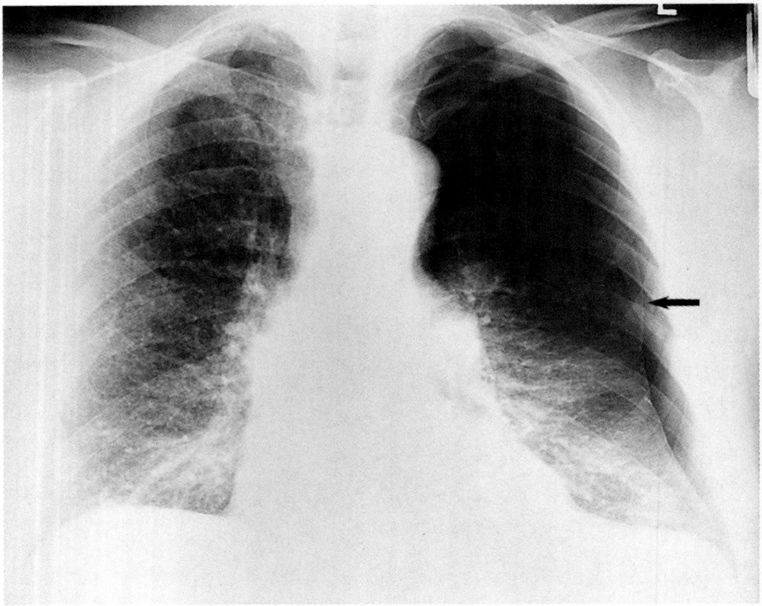

图 4-2

患者左侧气胸左肺部分肺组织受压。左肺野外侧密度减低。能见压缩的肺组织边缘（图中箭头所示）。

当发现一侧肺野密度减低，则:

1. 检查胸片投照质量。体位发生侧转也可出现一侧肺野密度低于对侧。

2. 判断哪一侧异常。这一点很容易，因肺纹理减少的一侧正是患侧。

现在需要确定肺野密度减低的原因。肺纹理本质上是血管，肺纹理消失使肺野密度减低。如果发生气胸、出现肺大泡或囊性肺疾病，肺组织被气体代替，或者像肺栓塞血管内血流受阻，则血管阴影会消失。因此，考虑气胸、肺大泡、肺囊肿或肺栓塞，需要:

1. 寻找肺边界。气胸时会发现肺组织边界，而正常情况下不能显示。仔细观察肺上野，气体首先聚集的部位。眼力经长期锻炼后更容易观察到水平线而不是垂直线，因此，X光向某侧旋转有时更容易发现肺边界。

2. 观察纵隔。纵隔明显向健侧移位，意味着患侧形成张力性气胸。张力性气胸属急诊病，需要紧急处理（见79页）。

3. 观察肺内其他部位。若肺内其他部位正常，肺大泡可能性不大。

4. 仔细观察肺纹理。张力性气胸和肺大泡的鉴别可能困难，常常会失败。如果发现肺纹理出现在低密度区内，发现的可能是肺大泡；在低密度区周边看到肺纹理，低密度区也可能是肺大泡。

5. 拍摄呼气像。呼气时肺容积变小，而气胸则会扩大。

气胸的原因

自发性
医源性/创伤，如胸膜活瓣、经支气管活检、中央静脉插管、机械通气
阻塞性肺病，如哮喘、慢性阻塞性肺疾病
感染，如肺炎、结核
囊泡性纤维症
结缔组织病，如马凡综合征、Ehlers-Danlos 综合征

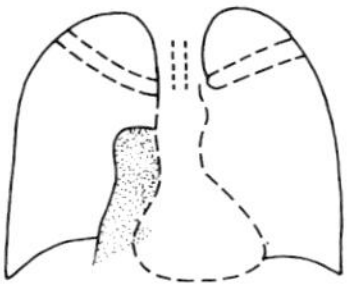

4.3 张力性气胸

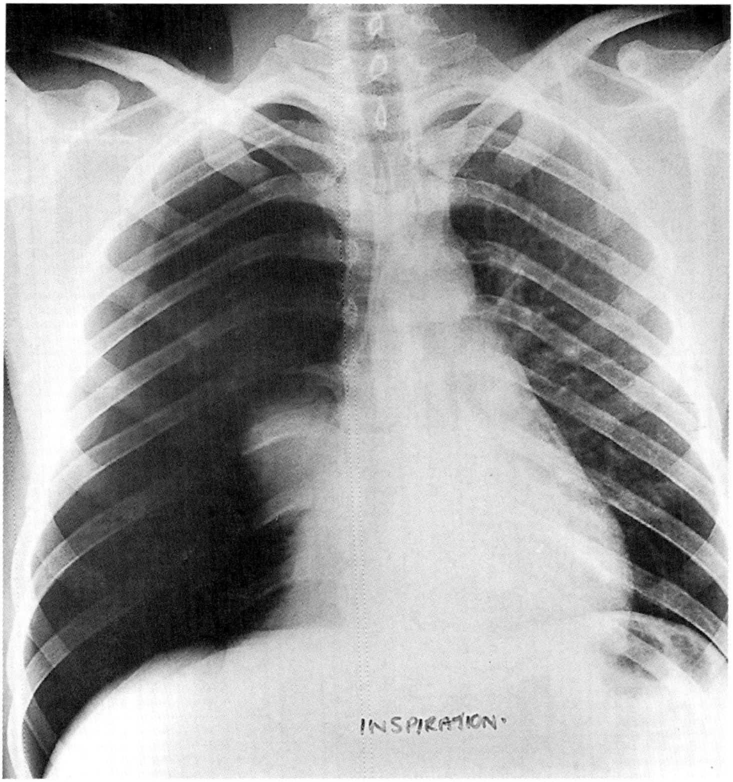

图 4-3

两张胸片显示有潜在生命危险的张力性气胸。吸气时右肺完全压缩不张，纵隔居中；呼气时在正压作用下气体进入右侧胸腔，心脏和左肺受压向左移位。如果胸腔不采取紧急引流，心脏静脉回流受阻将危及患者生命。

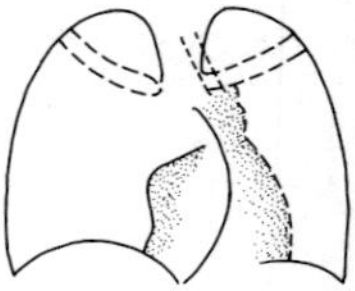

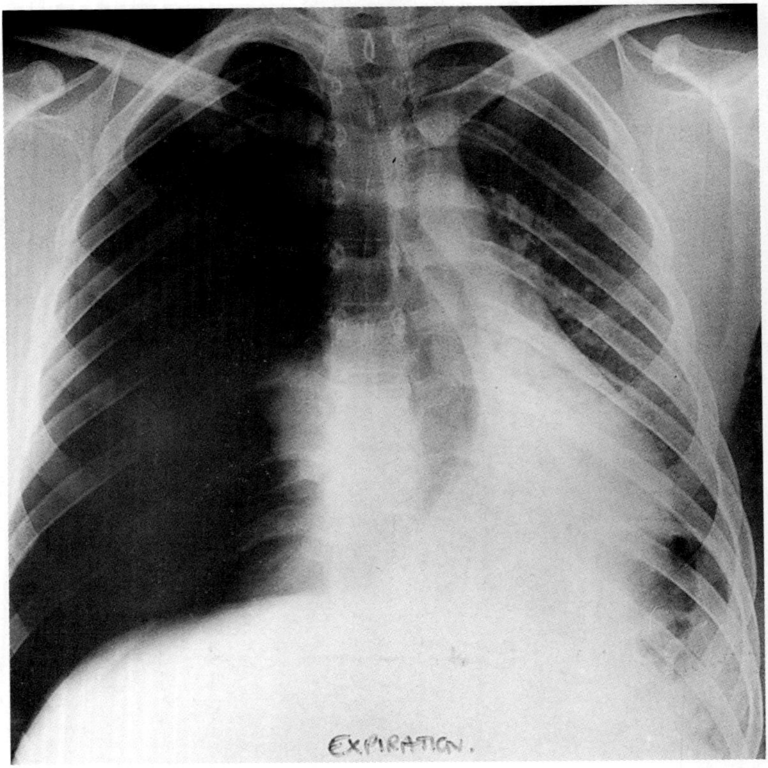

图 4-4

如果你考虑张力性气胸是肺野密度减低的原因（见77页），必须仔细考虑是否张力过高，因张力性气胸属于急诊处置疾病。尽可能观察呼气时的X光片并:

1. 观察低密度影大小。张力性气胸肺内低密度影通常非常大。

2. 观察纵隔位置。张力性气胸纵隔从患侧向健侧移位。

3. 观察纵隔形态。观察低密度区边界。如果边界向低密度区凹陷，应该考虑张力性气胸。

4. 一定要记住患者的情况。张力性气胸可以随时发生，一旦患者突然出现气短，即使既往X光片没有张力过高的表现也不能除外张力性气胸。

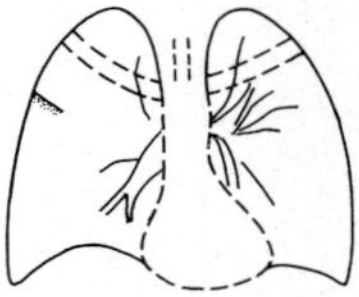

4.4 肺栓塞

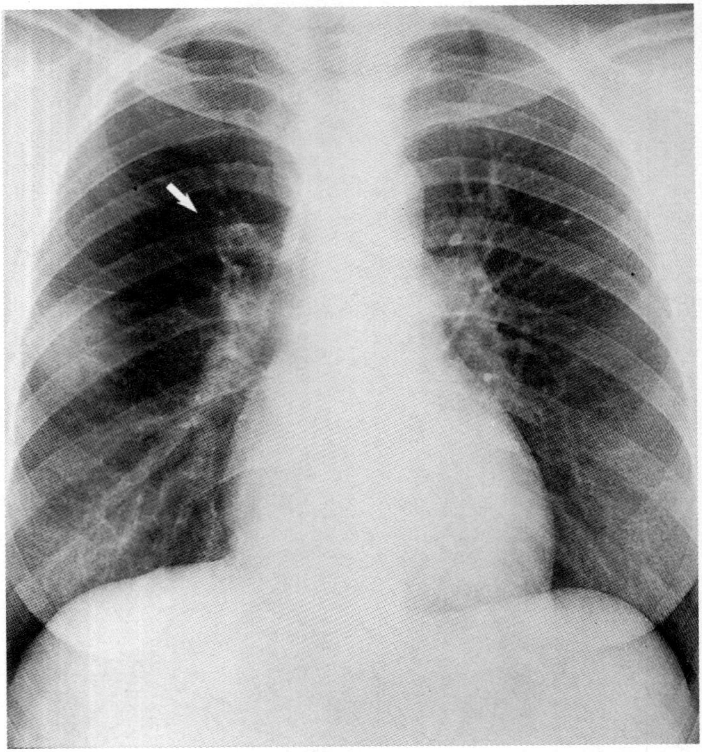

图 4-5

急性较大肺动脉栓塞患者的X光片。仔细观察右肺上野，与左侧相同部位比较，在水平裂正上方出现较低密度区（图中箭头所示）。低密度区内血流灌注减少，称 Westermark 征，表明该部位供血动脉内有较大血栓。此外注意水平裂下方的肺实变影——小片梗死灶。

切记首先检查胸片质量。这点特别重要，因肺栓塞引起的密度改变非常轻微，不恰当的投照技术很容易形成或遗漏这种密度的变化，尤其是床头片。

如果考虑肺栓塞是肺密度减低的原因，需要：

1. 寻找慢性阻塞性肺疾病或气胸的X线征象，因这些病变是肺密度减低的常见原因，必须先除外这些疾患。

2. 判断低密度区局限在肺段而非广泛分布。肺动脉栓子仅累及所属动脉供血的肺段，不会引起弥漫性改变。肺动脉主要分支栓塞能导致整个肺野密度减低，一旦考虑大动脉栓塞应停止观察X光片，而应该立即开始治疗，否则很快患者就会死亡。

3. 观察肺内其他结构。肺动脉阻塞，肺组织灌注减低引起邻近肺组织代偿性灌注增加，血管阴影密度增高。这点通过与既往X光片比较有利于发现。

4. 观察肺动脉和心影。急性肺动脉栓塞引起右心室连接的肺动脉扩张和右心房扩张。因此肺动脉增粗和心影增大。

5. 肺栓塞是肺密度减低的罕见原因，常没有任何变化或导致梗死（见下文）。因此，除非患者病情非常差，否则应考虑其他原因导致肺密度减低。后者更有可能。

6. 肺栓塞在胸部X光平片上很少有明显变化，因此，需要应用其他成像方法明确诊断。这些成像方法因医院不同而不同，一般包括：核素通气/灌注扫描、螺旋CT扫描和磁共振成像（MRI）。

梗死改变

尽管肺栓塞是肺密度减低的原因之一，但是肺栓塞后所见到的征象为继发性梗死表现，导致肺出血或肺组织坏死。在X光片上出现下列改变:

一侧膈肌升高

肺不张和线样膨胀不全

胸腔积液

楔形阴影

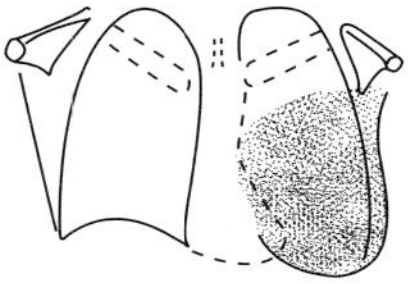

4.5 乳房切除术

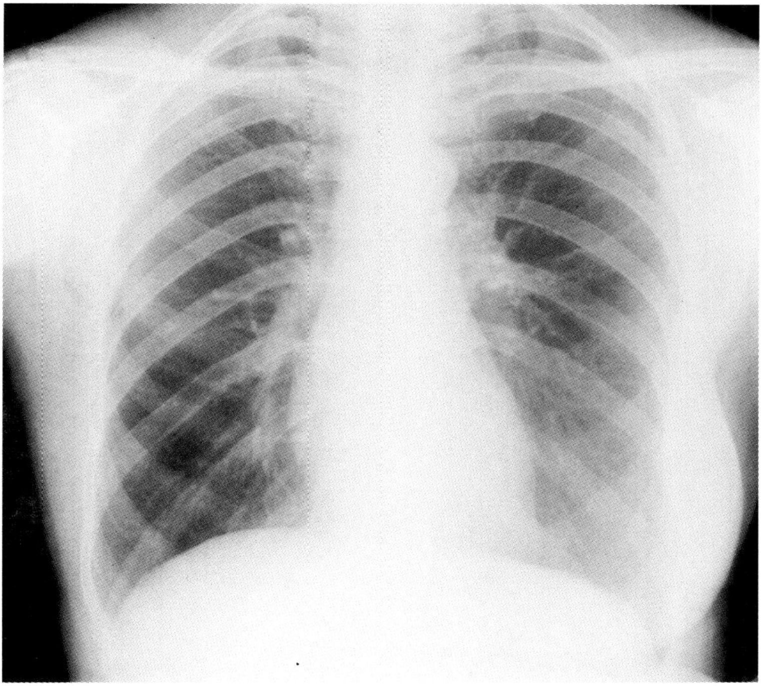

图 4-6

胸片为一位右侧乳房切除术患者。

切记因肺外原因有时能引起肺野密度减低（或增高）是非常重要的。这正是为何观察X光片时需检查胸部软组织影的重要性所在。

与健侧相比，一侧乳房切除会使肺野密度减低，因乳房切除后肺表面胸壁软组织减少。因此，一侧肺较另一侧肺密度低，需仔细寻找乳房阴影，乳房切除术后一侧乳房影消失。乳房影容易识别——切记观察乳房影。

第5章

肺门异常

5.1 单侧肺门增大 88
5.2 双侧肺门增大 91

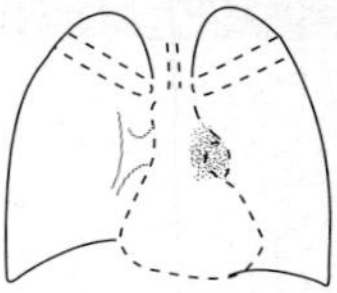

5.1 单侧肺门增大

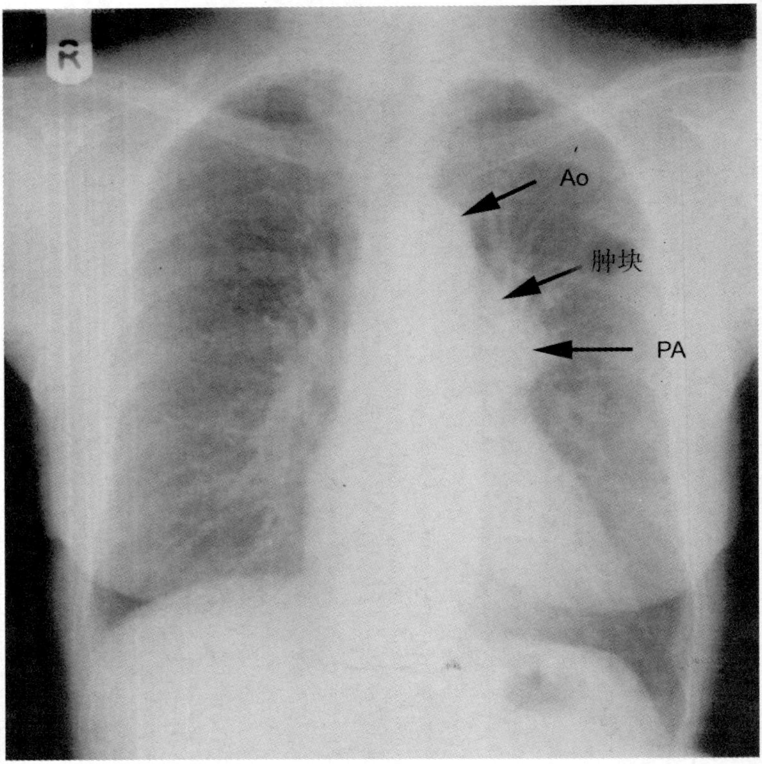

图 5-1

患者左侧肺门增大，肺门边界不规则，疑似恶性肿瘤。胸片其他部位正常，需补照侧位片。若证实肺门异常（而不是肺门前或后异常），建议做支气管镜检查。

肺门增大不容易发现！若出现下列情况，可以考虑单侧肺门增大。

1. 一侧肺门较对侧大（显然——双侧肺门应大小相等）；

2. 一侧肺门较对侧密度高；

3. 正常肺门向内凹陷消失——肺门通常向内凹陷。肺门内凹消失是肺门增大的早期征象。

若疑似单侧肺门增大，则：

1. 检查胸片质量。若胸片拍摄时体位发生旋转会使一侧肺门比对侧大。

2. 观察侧位片。肺门增大在侧位片上显示肺门密度异常，有时肺门密度的改变更容易在侧位显示。

3. 观察既往胸片。如果 15 年前 X 光片见肺门增大，则没有必要担心。

现在需要来判断肺门增大的原因：血管影增粗、肺门淋巴结肿大或中央型支气管肺癌。上述原因均有可能。

1. 观察肺门边界。血管边界光滑，淋巴结肿大表现为光滑分叶状，恶性肿瘤出现毛刺、外形不规则或分界不清。

2. 寻找钙化。表现为极高密度，出现钙化则考虑淋巴结肿大。

3. 观察X光片其他部位。如怀疑肺门增大，应进一步仔细观察肺周围病灶（肿瘤或结核）、肺浸润性病变（癌性淋巴管炎）或骨骼病变（转移瘤）。

4. 观察纵隔其他部位。癌性肺门增大可合并上纵隔淋巴结肿大。

肺门增大必须确保进一步研究。

肺门淋巴结肿大的原因

肿瘤，如支气管肺癌转移，原发性淋巴瘤
感染，如结核
结节病（单侧肺门淋巴结肿大罕见）

肺门血管增粗的原因

肺门动脉瘤
肺动脉狭窄后扩张

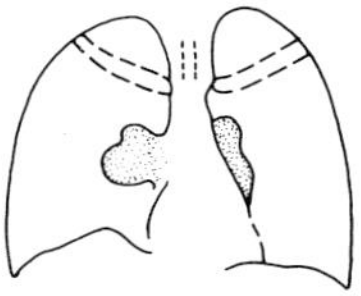

5.2 双侧肺门增大

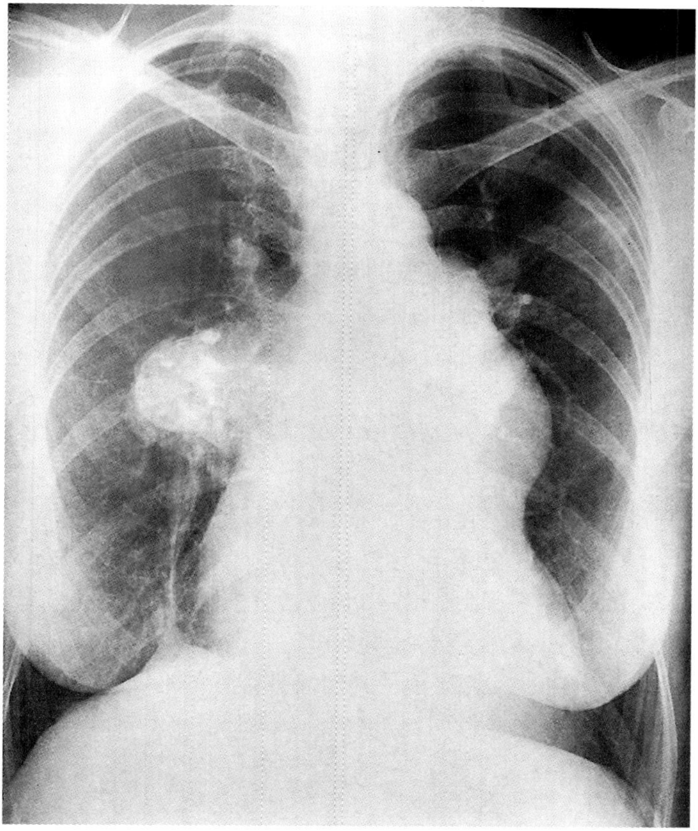

图 5-2

肺动脉高压的典型 X 光片表现，双侧肺门增大和肺动脉远端呈残根状。注意心脏增大以右心室和右心室流出道增大为显著。该患者有原发性肺动脉高压。

与单侧肺门增大相似，双侧肺门增大与肺动脉、肺静脉或淋巴结增大有关。肺门增大的特征见88页图5-1单侧肺门增大。肺门增大表现为双侧。双侧肺门增大最常见的原因是肺动脉高压和结节病，你应该寻找肺动脉高压和结节病的特征性表现。如果疑似肺动脉高压，则：

1. 观察X光片边缘部。肺动脉高压伴随动脉远端残根状，意味着周围血管稀疏。肺周围密度低，而中央密度高。

2. 观察肺门形态。肺动脉高压时肺动脉增粗导致双侧肺门增大，肺门保持肺动脉扩张的形态，因此肺门向外凸。

3. 寻找肺动脉高压的原因。寻找诸如慢性阻塞性肺病的征象，仔细观察心脏外形有无左向右分流或二尖瓣狭窄的征象。

如果怀疑结节病，肺门增大可能是唯一征象。然而，通常会伴随其他征象，应该寻找：

1. 小结节影。结节直径介于1.5 ~ 3mm，多见于肺周围和中野，大小不等，边界较清晰，常双侧分布。

2. 大结节。结节直径约1cm，边界模糊，有时融合形成较大致密影，内出现空气支气管征。

3. 线影。X光片显示从肺门向外走行的网格状线影。

4. 蜂窝状阴影。明显纤维化。特别在肺上野寻找蜂窝状影，肺上野为好发部位。

双侧肺门淋巴结肿大的原因

肉瘤样病
肿瘤，如淋巴瘤、支气管肺癌、转移瘤
感染，如结核、反复肺感染、艾滋病
铍中毒

肺动脉高压的原因

阻塞性肺病，如哮喘、慢性阻塞性肺病
左心疾病，如二尖瓣狭窄、左心室功能衰竭
左向右分流，如房间隔缺损、室间隔缺损
反复肺栓塞
原发性肺动脉高压

第6章

心影异常

6.1 房间隔缺损 96
6.2 二尖瓣狭窄 98
6.3 左心室室壁瘤 100
6.4 心包积液 102

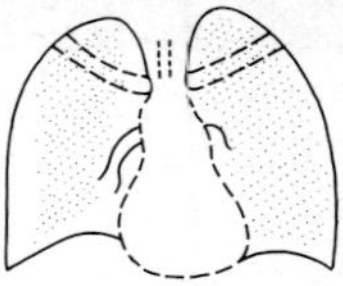

6.1 房间隔缺损

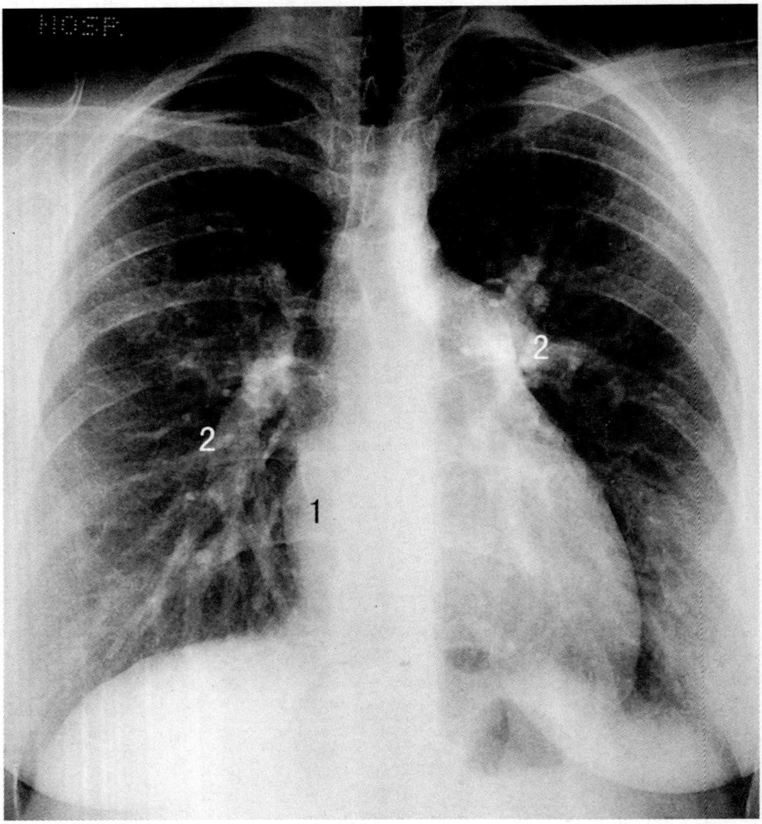

图 6-1

房间隔缺损的典型X光片表现。由于肺血流增加，心脏增大、心尖圆隆、右心房突出(1)和肺动脉扩张(2)。

切记仔细观察心脏和肺动脉。如果心脏增大或出现肺动脉高压，最有可能的原因是房间隔缺损。若疑似房间隔缺损，寻找下列征象:

1. 心脏增大。测量胸廓横径和心脏横径判断心胸比。一旦心脏横径超过胸廓横径一半以上，则心脏增大。

2. 观察心脏形态。首先观察心尖部，因右心室增大，心尖变圆隆，有时心尖向膈肌上方移位。其次观察右心缘，由于右心房增大，右心缘较正常时饱满。

3. 观察心脏位置并与椎体位置比较。房间隔缺损时心脏有时向左侧移位，因此脊柱右侧缘清晰显示。

4. 观察主动脉结和动脉弓。如果出现房间隔缺损，因血液向右分流未完全进入主动脉，因此主动脉通常变小。

5. 寻找肺动脉高压征象（见第5.2节)。

> X光检查不容易将房间隔缺损同其他左向右分流的先天性心脏病区别开来。超声心动图是最有价值的诊断工具。

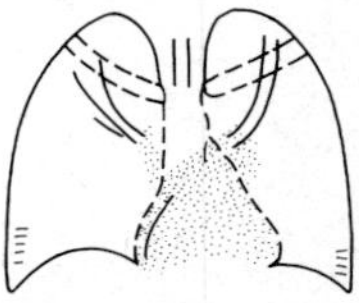

6.2 二尖瓣狭窄

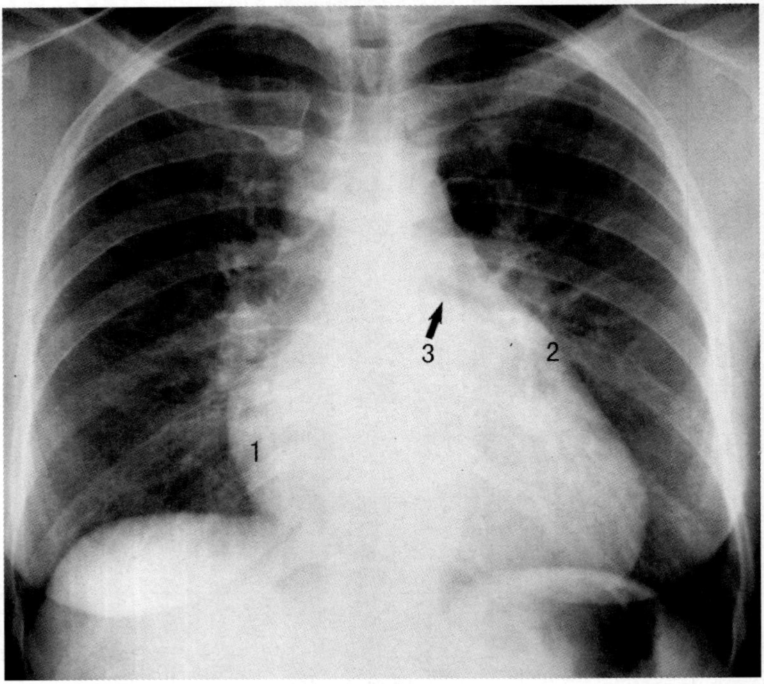

图 6-2

胸片是一位年轻时患风湿热的患者。心脏外形异常，右心缘见双弓影[1]，左心房耳部明显突出[2]，左主支气管上抬[3]，代表左心房增大。左心房内压力升高，使肺静脉高压引起上肺静脉扩张（上叶肺静脉明显）和间质性肺水肿出现基底部小叶间隔线（见第 3.10 节）。

二尖瓣狭窄能引起心脏大小和形态的改变，也是肺水肿的原因之一。如果怀疑二尖瓣狭窄，则:

1. 观察左心缘。观察左肺门下方的左心缘，由左心房组成（见第2.2节)。该段左心缘向内凹陷。当二尖瓣狭窄时，左心房增大，致凹陷段消失并使左心缘变平。有时左心房重度增大该段心缘向外膨隆。

2. 观察右心缘。仔细寻找双弓影，有时你会在过度曝光片上发现，代表左心房扩张。

3. 观察右心缘位置。左心房增大时引起右心缘进一步向右侧突出。

4. 辨认气管并向下观察直到出现左右支气管分叉，即隆突部，左右支气管分叉角度小于90度。测量该角度。如果超过90度，考虑左心房增大，为二尖瓣狭窄的特征性表现。

5. 观察二尖瓣所在部位有无钙化，如二尖瓣周围斑点状高密度影。尽管该征象罕见，但表示二尖瓣病变。

二尖瓣狭窄的原因

先天性

风湿热

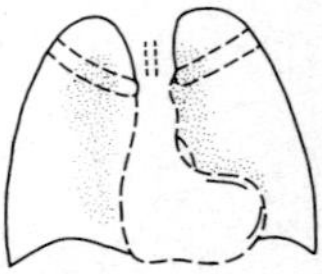

6.3 左心室室壁瘤

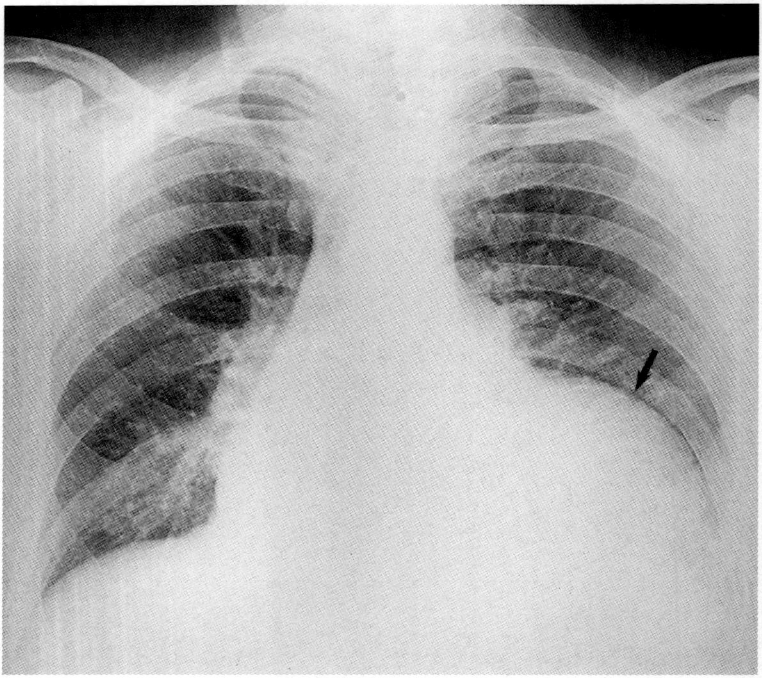

图 6-3

患者，男，57岁，胸疼、气短。胸片除了显示早期肺水肿征象外，见左心室室壁瘤，左室心尖部向外上方突出。左心室缘处出现明显钙化（图中箭头所示）。

左心室室壁瘤是胸部X光片中心脏增大的原因之一，常引起左心室弥漫性增大，与左心室扩张难以区别。如果怀疑室壁瘤，需要寻找:

1. 左心室突出部位。沿左心缘，如果部分向外突出，考虑左心室室壁瘤。

2. 寻找钙化。如果室壁瘤纵向走行，可以出现钙化，会发现沿心缘的环形钙化。

心包钙化

左心室室壁瘤不是心包钙化的唯一原因，其他原因包括：结核，心肌梗死后钙化和石棉病。

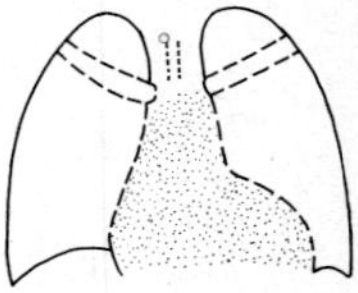

6.4 心包积液

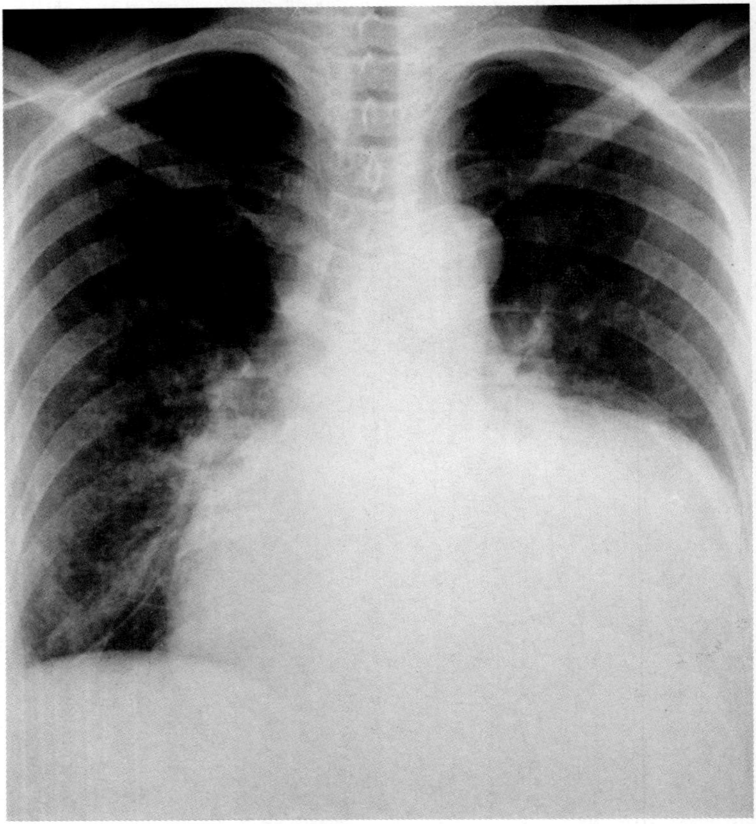

图 6-4

胸片示心包积液，心影增大，呈球形，并掩盖双侧肺门。

心包积液是心影增大的原因之一。如果怀疑心包积液:

1. 确定心影增大。在后前位片心影最大径超过胸廓最大径的一半。

2. 仔细观察心影形态。因积液引起的心影增大呈弥漫性，如果心影是由特定的房室增大引起，则不可能是心包积液。心包积液时心影呈球形，尽管心缘突出不显著，有时在左心缘能见到。

3. 观察肺野。因左心功能衰竭引起心影增大，血管纹理增强，肺野密度增高。心包积液时血管纹理通常是正常的。

4. 观察既往胸片。心影突然增大考虑心包积液。

5. 观察肺门。心包积液时双侧肺门被心缘掩盖。其他原因引起的心影增大不会掩盖肺门。

6. 观察气管右侧壁致密线（气管旁线）。在直立位胸片上，气管旁线厚度小于 2 ~ 3mm。如果气管旁线增宽，则原因是上腔静脉扩张，这一征象符合心包积液（见 102 页图 6-4）。

心包积液的原因

漏出液

- 充血性心力衰竭

渗出液

- 心肌梗死后
- 感染，如结核、细菌感染
- 肿瘤浸润
- 胶原血管病，如风湿性关节炎、系统性红斑狼疮
- 医源性，如心脏术后
- 内分泌——黏液性水肿

血液

- 外伤
- 肿瘤浸润
- 主动脉夹层
- 出血体质，如抗凝血、白血病

第 7 章

纵隔增宽

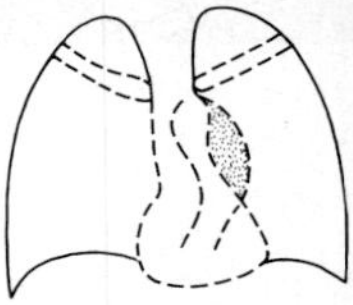

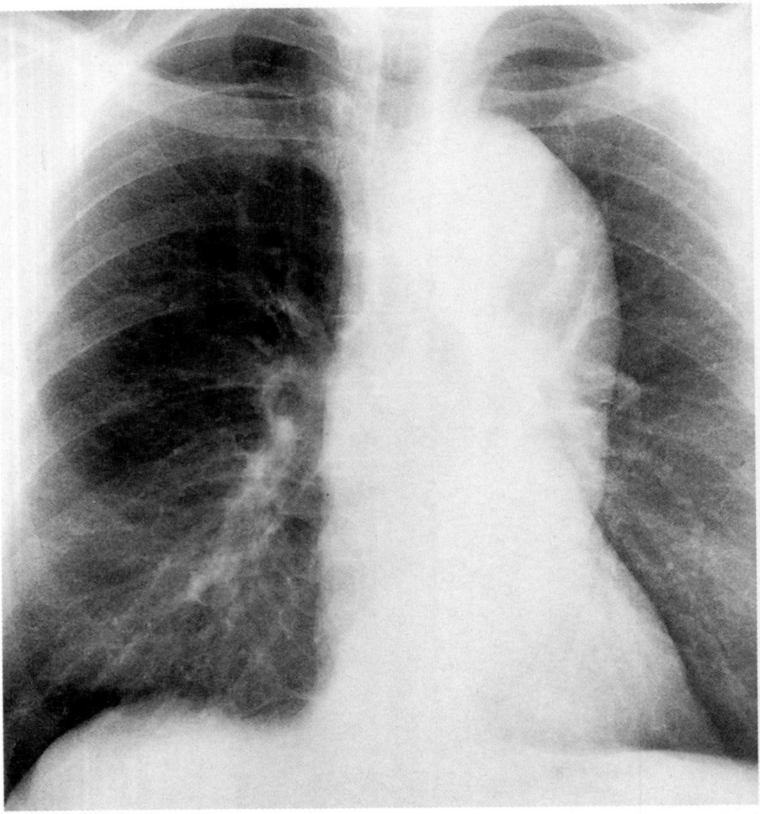

图 7-1

胸主动脉瘤患者的胸片，显示纵隔全程增宽并向左侧凸出。

仔细观察纵隔。若认为纵隔增宽，则需将征象与病史联系起来。如果疑似急性主动脉瘤，必须尽快利用CT、超声心动图或MRI随访检查。若不是急诊，就没有必要快速移动患者。尽可能寻找既往胸片，观察纵隔是否增宽。

纵隔增宽的重要原因是甲状腺肿大、纵隔淋巴结肿大、主动脉扩张、食管扩张或胸腺肿瘤。确定纵隔增宽的可能原因，要完成下列过程:

1. 检查胸片是否对称。体位明显旋转后拍摄的胸片会使纵隔增宽。

2. 判断纵隔增宽是位于上纵隔、中纵隔或下纵隔。若上纵隔增宽，可能是甲状腺、胸腺或无名动脉。若中纵隔或下纵隔增宽，可能是淋巴结肿大、主动脉增粗、食管扩张或裂孔疝。

3. 如果阴影在上纵隔，应观察气管位置。甲状腺肿大会压迫气管移位或变窄。扭曲的无名动脉，不会导致气管移位——多见于老年人。

4. 观察气管右侧壁。直立位片气管右侧致密带厚度小于2 ~ 3mm。致密带增宽可能是上腔静脉扩张或气管旁肿瘤。这一规则并不适合仰卧位片。

5. 若疑似甲状腺肿大，进一步观察阴影轮廓。甲状腺轮廓非常清晰，向上伸入颈部时轮廓不清晰。

6. 若疑似主动脉扩张，尽量观察其走行，切记主动脉根部不能显示。你能发现边界连续，并构成纵隔增宽的边缘。纵隔增宽是因主动脉扩张所致。

7. 寻找主动脉壁钙化。若发现线样钙化，观察其走行。若钙化斑位于主动脉壁内，高度怀疑主动脉瘤。若钙化斑远离主动脉影边缘，高度疑似主动脉夹层。

8. 主动脉瘤样扩张有时难与更多见的单纯性扩张区别。若沿主动脉两侧缘观察，发现突然增宽，考虑主动脉瘤。补照侧位片。在后前位片上如果主动脉两侧缘平行，可能所见到的是单纯扩张的主动脉。

> 如果怀疑主动脉夹层，加之该片为仰卧位片，下列规则是有用的：在纵隔最突出处测量纵隔宽度，并与相同处胸廓最大横径相比。如果比值超过 30%，需要考虑纵隔增宽和主动脉扩张。

第8章

肋骨异常

肋骨转移　　110

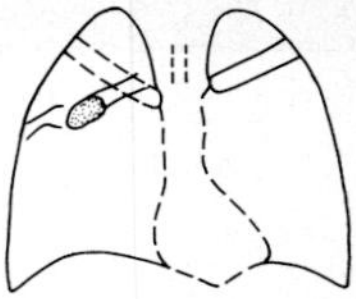

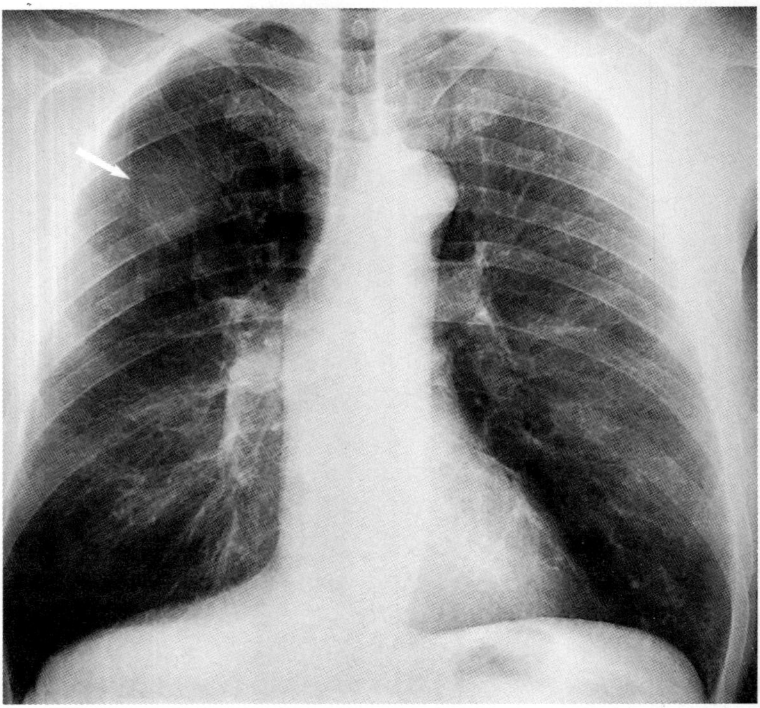

图 8-1

仔细观察本张X光片，双肺充气过度，注意右侧第5后肋皮质骨和松质骨受破坏，局部伴边界模糊的软组织块影（图中箭头所示）。为溶骨性转移。

如果没有仔细观察所有肋骨，胸部X光检查是不全面的。肋骨应是密度均匀，皮质缘光滑、连续。寻找肋骨主要异常包括陈旧性骨折、新鲜骨折和肋骨转移。

1. 新鲜骨折。沿着每根肋骨缘观察。新鲜骨折在肋骨缘见骨折线。一旦发现骨折，应寻找更多其他信息。观察骨折位置。第1至第3肋骨骨折少见，一旦发生预示着爆裂伤。寻找其他部位骨折。骨折线意味着骨创伤，而肋骨多发粉碎性骨折表示重复损伤（如酗酒者）或潜在骨质脆弱（如恶性肿瘤）。观察肋骨密度，并与印象中的肋骨密度比较。如果肋骨密度减低，表示潜在骨密度减低疾病。最后寻找肋骨骨折并发症——外伤性气肿、气胸和血胸。切记最末3根肋骨骨折会导致肝、脾和肾损伤。

2. 陈旧性骨折。再观察肋骨缘。骨折后形成的骨痂会引起肋骨膨大。需要仔细观察——有时骨痂形成酷似肺内肿块。

3. 转移瘤。转移瘤在肋骨上形成穿凿样低密度。仔细观察肋骨寻找转移证据。骨破坏始于松质骨并向外侵犯，肋骨周围无明显反应，事实上你仅是在寻找穿凿样骨破坏。有时重叠在肺纹理上形成肋骨转移的假象。如果发现肋骨上穿凿样骨破坏，应仔细观察肋骨缘。比较病灶与病灶后方的肺纹理，如果发现病灶掩盖了肺纹理，那不会是转移瘤。

4. 仔细观察其他骨骼有无相同病变。

肋骨骨折的诊断

在胸部X光片上肋骨骨折容易漏诊。诊断主要在临床，胸部X光片通常是为了寻找潜在的并发症。

第9章

软组织异常

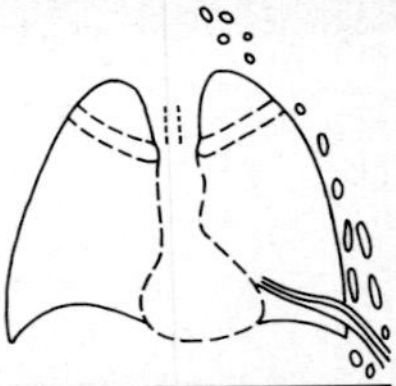

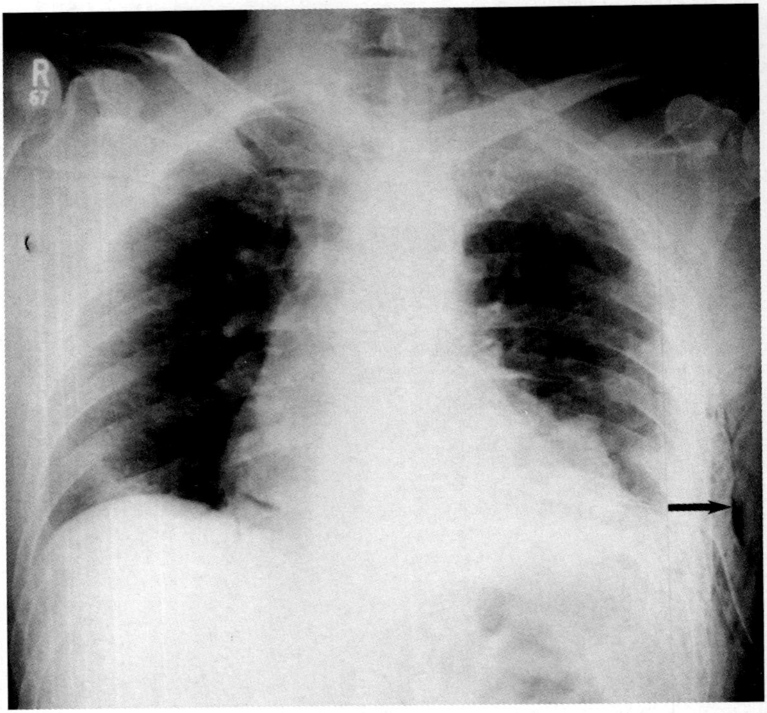

图 9-1

胸片为 59 岁男性患者左侧气胸胸腔插管引流术后。尽管左肺完全膨胀，但气体从胸腔沿引流管溢出，聚集在从颈部到腰部皮下的软组织内（如图中箭头所示）。

一眼就能看出外科性气肿表现杂乱，有时明显局限在软组织间隙内，但在整个X光片上呈弥散分布。如果疑似外科性气肿，要寻找下列特征:

1. 轻微气肿患者发现菱形低密度区，表示少量气体聚集在软组织内。所有低密度区位于相同组织间隙内，沿软组织间隙分布。

2. 重度气肿患者软组织间隙消失。不单纯表现为局限在单一软组织间隙内，而是弥漫分布于X光片部分或全部软组织间隙内。代之以低密度区与线样影交替出现。

外科性气肿的原因

外伤
医源性，如手术、胸腔插管引流
阻塞性肺疾病，如哮喘
食管损伤
气性坏疽

第 10 章

隐匿性异常

10.1 肺尖癌 118
10.2 膈下气体 120

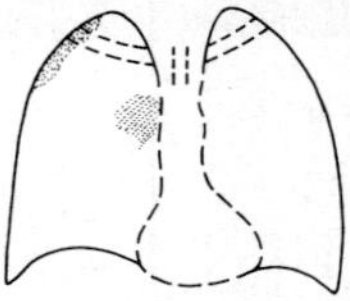

10.1 肺尖癌

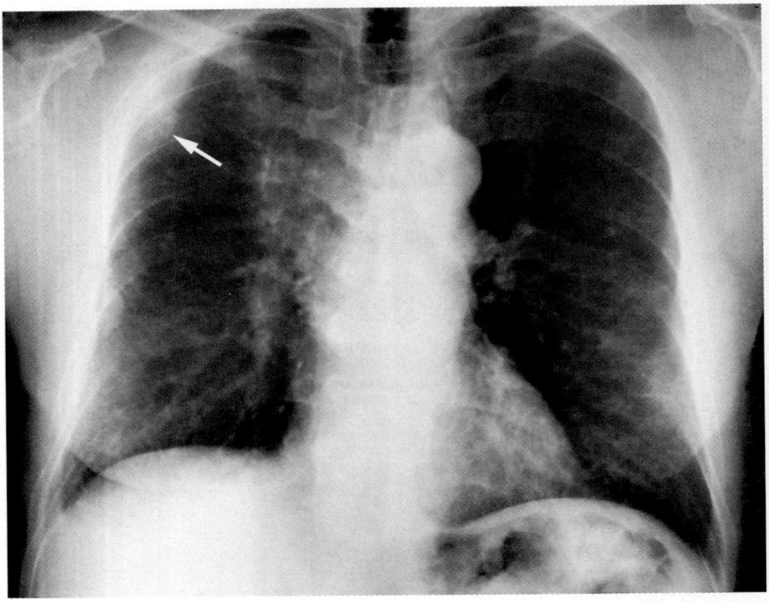

图 10-1

粗略观察可能认为胸片上仅轻微异常，然而注意右肺尖密度增高（图中箭头所示），且右肺门上部模糊。仔细观察发现肺尖部肿块破坏第1、2 肋骨。本病为肺尖癌。

许多异常容易被遗漏，在解读X光片为正常前，应：

1. 仔细观察双肺尖。肺尖为病变好发部位，如肺尖癌或慢性纤维化。因肺尖部被肋骨和锁骨掩盖，发生在该部位的病变容易被遗漏。

2. 仔细观察心影。心脏后方病变容易被遗漏，由于心脏高密度使后方病变模糊。仔细全面观察心影，寻找异常密度增高区。寻找左肺下叶不张形成的三角形阴影。

3. 仔细观察纵隔。纵隔的形态变化可能是非常轻微的。

4. 观察肺门。肺门形态和密度的改变容易被遗漏。

5. 加照侧位片——某些异常在侧位片上会更明显。请读放射科专家报告!

考试和正常X光片

在看上去正常的X光片上识别异常，是研究生考试经常出现的问题。如果遇到这样的X光片，应考虑下列可能：

肺尖阴影

左肺下叶不张

裂孔疝（心脏后方液平面）

右位心（X线入射方向错误）

乳房切除

膈下气体

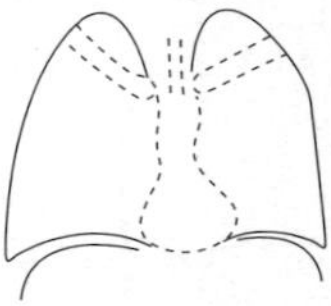

10.2 膈下气体

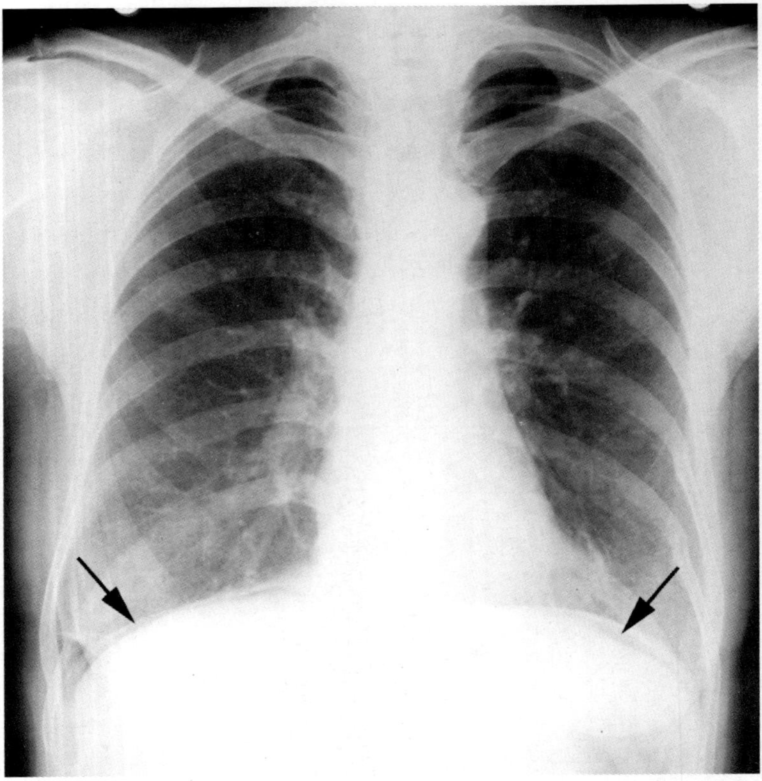

图 10-2

72 岁男性患者的 X 光片，因急性胸腹痛来急诊室就诊。体检发现肠鸣音消失。注意膈下低密度区（图中箭头所示），表示气体聚集在膈肌下方，证实了临床怀疑的腹腔穿孔。随后病史采集发现患者反复上腹痛 2 年，术中发现胃溃疡穿孔。

只有观察到膈肌下方，才能认为完成胸部X光检查。因上腹部包括肝、脾等致密器官，因此膈下通常为高密度。正因为如此，你才能辨认出膈肌上界。你会发现左侧膈肌下方圆形低密度区，为胃腔内胃泡。

观察膈肌下方的主要原因之一是为了发现游离气体。膈下游离气体是腹腔内穿孔的重要征象。你可能见到的其他腹腔疾病包括：右侧膈下钙化区（小片密度增高影），对应的是胆囊结石和左侧膈下扩张的肠管。

胸部 X 光片是发现腹腔内游离气体非常敏感的检查手段，即使只有 10ml 气体也能显示。表现为膈下弧形低密度，可以使你观察到膈肌上下边界，因此容易识别。

有时膈下气体与胃泡不易区别。如果怀疑膈下气体，应进一步观察：

1. 观察膈肌厚度。膈肌呈线样，位于膈下气体与肺之间。如果膈下出现游离气体，气体和肺之间高密度线影变薄，因其单纯由膈肌组成。如果气体在胃腔内，高密度线影由胃壁、腹膜和膈肌组成，因此较厚。通常如果线影不足5mm厚，很可能是游离气体。

2. 观察胃泡长度。即内、外侧之间的距离。如果长度超过膈肌的一半，则可能是游离气体，因胃泡内气体局限在胃腔内。

3. 观察双侧膈肌。如果气体出现在双侧膈肌下方，则可能是腹腔内游离气体。

4. 如果仍然犹豫不定，要求卧位摄片。患者侧卧位摄片，游离气体从膈下移动到腹腔最高处，而胃腔内气体仍保持在原来的位置。切记这种变化的发生需要10分钟时间，因此要求患者侧卧10分钟以上才能拍摄X光片。

相关专业词汇英汉对照

A

abnormalities 异常
  classification 分类
  hidden 隐匿
abscess,lung 脓肿，肺
acute respiratory distress syndrome(ARDS) 急性呼吸窘迫综合征(ARDS)
  causes 原因
air, under diaphragm 气体，膈下
air bronchogram 空气支气管征
alveolar opacification 肺泡致密
alveolitis, cryptogenic fibrosing 肺泡炎，隐性纤维化
anteroposterior projection(AP) 前后(AP)透照
  localizing heart lesions 局限性心脏病
aorta 主动脉
  calcification 钙化
  widening 增宽
aortic aneurysm 主动脉瘤
  thoracic 胸的
aortic arch, atrial septal defect 主动脉弓，房间隔缺损
aortic dessection 主动脉夹层
aortic knuckle 主动脉结
aortic valve, prosthetic 主动脉瓣，修补术
asbestos plaques 石棉斑
aspergilloma 曲菌球
atrial pacing vires 心房起搏线
atrial septal defect 房间隔缺损(ASD)
atrium, left, enlargement 心房，左侧，增大

B

‘bat's wing’ hilar shadow “蝙蝠翼样”肺门影
black lung field 肺野透过度增加
  bilateral 双侧
  unilateral 单侧
blood vessel, width 血管，宽度
bones 骨骼
  metastases 转移瘤

scanning on PA film　预览后前位片
bowel, dilation　小肠，扩张
bronchiectasis　支气管扩张
causes　原因
bronchogram, air　支气管影，空气
bullae　肺大泡
in COPD bullous disease　在慢性肺大泡性疾病
‘bunches of grapes’ appearance　“葡萄串”样

C
calcification　钙化
aorta　主动脉
mitral valve　二尖瓣
nodules, causes　结节，原因
pericardial　心包的
callus formation　骨痂形成
carcinoma, lung　癌，肺
hilar enlargement　肺门增大
cardiac venous return, obstruction　心脏静脉回流，阻塞
cardiothoracic ratio　心胸比
atrial septal defect　房间隔缺损
carina　隆突
cavitating lesions　空洞性病变
causes　原因
chickenpox pneumonia　水痘肺炎
chronic obstructive pulmonary disease(COPD)　慢性阻塞性肺(COPD)
coin lesion　硬币样病变
causes　原因
collapse, lung　肺不张，肺
appearance on lateral films　侧位片表现
appearance on PA films　后前位片表现
left lower lobe　左肺下叶
left upper lobe　左肺上叶
right lower lobe　右肺下叶
right middle lobe　右肺中叶
right upper lobe　右肺上叶
volume loss　容积缩小
consolidation, lung　实变，肺
costophrenic angle, scanning on PA film　肋膈角，预览后前位片

cryptogenic fibrosing alveolitis　隐性纤维性肺泡炎

D
dextrocardia　右位心
diaphragm　膈肌
　air under　下方气体
　in COPD　在慢性阻塞性肺病时
　flattened　变平
　identification on lateral films　从侧位片辨认
　lateral film interpretation　侧位片读片
　pleural plaques　胸膜斑
　scanning on PA film　预览后前位片

E
echocardiography　超声心动图
emergency X-rays　急诊 X 光片
examinations, normal X-ray and　体格检查，正常 X 光片和
abnormalities　异常
expiratory film　深呼气片
extrinsic allergic alveolitis　外源性过敏性肺泡炎

F
fibrosis, lung　纤维化，肺
　causes　原因
　consolidation and　实变和
　sarcoidosis　结节病
fissure, horizontal　叶裂，水平
　checking on lateral film　察看侧位片
　collapse of lung　肺不张
　identification　辨别
　PA films　后前位片
fissure, oblique　叶裂，斜
　checking on lateral film　察看侧位片
　collapse of lung　肺不张
　identification　辨别
　localizing lung lesions　局限性肺病
follow-up X-rays, consolidation and　X 光片随访，实变和
fractures, rib　骨折，肋骨

G
gallstones 胆囊结石
gastric air bubble 胃泡
glove finger shadows 指套征

H
heart 心脏
apex, rounded 心尖，圆隆
AP films 前后位片
borders 边缘
in COPD 在慢性阻塞性肺病时
double right border 右心缘双弓影
enlarged 增大
pulmonary hypertension 肺动脉高压
localizing lesions 局灶性病变
scanning on PA film 预览后前位片
shape 形态
shift in position 移位
size 大小
heart failure 心衰
non-cardiogenic pulmonary oedema vs 非心源性肺水肿 与
severe, signs 重度，征象
signs 征象
heart shadow, abnormal 心影，异常
atrial septal defect 房间隔缺损
composition 组成
left ventricular aneurysm 左心室室壁瘤
mitral stenosis 二尖瓣狭窄
Pancoast's tumour 肺尖癌
pericardial effusion 心包积液
pulmonary embolus 肺栓塞
hemidiaphragm 一侧膈肌
in COPD 在慢性阻塞性肺病时
flattened 扁平
lateral film interpretation 侧位片读片
pleural effusion and 胸腔积液和
raised 上升
hidden abnormalities 隐匿性异常
hilar lymphadenopathy 肺门淋巴结肿大

causes 原因
hilar mass 肺门肿块
hilum 肺门
abnormal 异常
bilateral enlargement 双侧增大
density, checking on lateral film 密度，查看侧位片
enlargement in pulmonary hypertension 肺动脉高压时增大
enlargement in sarcoidosis 结节病增大
irregular shape/border 形态 / 边界不规则
malignant enlargement 恶性增大
Pancoast's tumor 肺尖癌
pericardial effusion 心包积液
Pneumocysis carinii pneumonia 卡氏肺囊虫肺炎
pulmonary oedema 肺水肿
scanning on PA film 预览后前位片
tuberculosis 结核
unilateral enlargement 单侧增大
vascular enlargement, causes 血管增粗，原因
honeycomb appearance 蜂窝样
sarcoidosis 结节病
hyperexpansion 过度膨胀
signs 征象
hypertension, pulmonary *see* pulmonary hypertension 高压，肺 见肺动脉高压

I
infarction, lung 梗死，肺
changes 改变
inspiration 吸气
degree 程度
full vs poor 充足与不足
interpretation, basic 读片，基本
lateral film 侧位片
PA projection 后前位投照
intra-abdominal perforation 腹腔内穿孔

K
Kerley B lines 克氏 B 线

L

lateral film 侧位片
  collapse of lung 肺不张
  localizing heart lesions 局限性心脏病
  localizing lung lesions 局限性肺病
  looking at/interpretation 观察 / 读片
  orientation 方向
  pleural effusion 胸腔积液
left atrial enlargement 左心房增大
left ventricular aneurysm 左心室室壁瘤
left ventricular dilatation 左心室扩张
left ventricular failure (LVF) 左心室功能衰竭(LVF)
lingular collapse 舌叶不张
localizing lesions heart 局限性病变心脏
lung(s) 肺
  abscess 脓肿
  apices, Pancoast's tumour 肺尖，肺尖癌
  asbestos plaques 石棉斑
  bronchiectasis 支气管扩张
  calcification 钙化
  cavitating lesions 空洞性病变
  chronic obstructive pulmonary disease 慢性阻塞性肺病
  congenital absence 先天缺如
  decreased markings 肺纹理减少
  fields 肺野
  hypoplasia, extensive 发育不全，弥漫性
lateral film interpretation 侧位片读片
left ventricular failure 左心室功能衰竭
lobes 肺叶
localizing lesions 局限性病变
  markings 纹理
  pneumothorax 气胸
  mesothelioma 间皮瘤
  nodule 结节
  overexpansion 过度通气
  pneumonectomy 肺切除
  pneumothorax 气胸
  reduced perfusion 灌注减少
  scanning on PA film 预览后前位片

shadows 阴影
tension pneumothorax 张力性气胸
white field 肺野高密度
zones 野

M
mastectomy 乳房切除
mediastinal shift 纵隔移位
fibrosis 纤维化
pneumothorax 气胸
tension pneumothorax 张力性气胸
mediastinum 纵隔
AP film 前后位片
hilar enlargement (unilateral) 肺门增大（单侧）
miliary shadowing 粟粒形阴影
Pancoast's tumour 肺尖癌
pneumonectomy 肺切除
scanning on PA film 预览前后位片
widened 增宽
mesothelioma 间皮瘤
metastases 转移瘤
coin lesion and 硬币样病变和
lytic 溶解
ribs 肋骨
miliary shadowing 粟粒形阴影
causes 原因
mitral stenosis 二尖瓣狭窄
causes 原因
mitral valve 二尖瓣
calcification 钙化
prosthetic 修补术

N
nodules 结节
calcified, causes 钙化，原因
in chichenpox pneumonia 水痘肺炎
sarcoidosis 结节病
upper lobe of right lung 右肺上叶
normal X-ray 正常X光片

O
opacities, miliary shadowing　致密影，粟粒形阴影
orientation　方向

P
Pancoast's tumour　肺尖癌
paratracheal density　气管旁致密影
penetration　透过度
pentamidine　戊烷脒
peribronchial cuffing　支气管袖口征
pericardial calcification　心包钙化
pericardial effusion　心包积液
  causes　原因
peripheral pruning　周围截断
pleural effusion　胸腔积液
  acute respiratory distress syndrome　急性呼吸窘迫综合征
  causes　原因
  left ventricular failure　左心室功能衰竭
  mesothelioma vs　间皮瘤与
pleural mass　胸膜肿瘤
pleural plaques　胸膜斑
pleural thickening　胸膜增厚
pleural tumours　胸膜肿瘤
pneumonectomy　肺切除
pneumonia　肺炎
  chickenpox　水痘
  consolidation　实变
Pneumocystis carinii pneumonia(PCP)　卡氏肺囊虫肺炎(PCP)
pneumothorax　气胸
  bullae vs　肺大泡与
  causes　原因
  tension　张力
posteroanterior (PA) projection　后前位投照
  localizing heart lesions　局限性心脏病
  localizing lung lesions　局限性肺病
  lung collapse　肺不张
  scanning　预览
projection　投照

pulmonary arteries 肺动脉
dilatation 扩张
enlargement 增粗
pulmonary artery, dilatation 肺动脉，扩张
pulmonary embolism 肺栓塞
massive 巨大
pulmonary hypertension 肺动脉高压
bilateral hilar enlargement 双侧肺门增大
causes 原因
signs 征象
pulmonary oedema 肺水肿
causes 原因
in left ventricular failure 左心室功能衰竭时
non-cardiogenic, severe heart failure vs 非心源性，严重心衰与

R
respiration, effect on X-ray 呼吸，对 X 线的影响
respiration failure 呼吸衰竭
reticulonodular shadows 网状结节影
retrosternal space, lateral film interpretation 胸骨后间隙，侧位片读片
rheumatic fever 风湿热
ribs 肋骨
abnormal 异常
counting, in COPD 计数，慢性阻塞性肺病
crowding 聚集
fractures 骨折
metastases 转移瘤
Pancoast's tumour 肺尖癌
pneumonectomy and 肺切除和
right ventricular outflow, prominence 右心室流出道，突出
ring shadows 环形影
rotation 旋转

S
sarcoidosis 结节病
bilateral hilar enlargement 双侧肺门增大
miliary shadowing 粟粒形阴影
signs 征象
scanning, PA film 预览，后前位片

scapulae 肩胛骨
shadowing 阴影
  bronchiectasis 支气管扩张
  consolidation 实变
  fibrosis 纤维化
soft tissues 软组织
  abnormal 异常
  scanning on PA film 预览后前位片
stomach bubble 胃泡
superior vena cava enlargement 上腔静脉扩张
surgical emphysema 外科性气肿
  causes 原因

T
technical quality 技术质量
  checking 检查
  pulmonary embolus 肺栓塞
tension pneumothorax 张力性气胸
thoracic aortic aneurysm 胸主动脉瘤
thyroid carcinoma 甲状腺癌
thyroid enlargement 甲状腺增大
trachea 气管
  mitral stenosis 二尖瓣狭窄
  pericardial effusion 心包积液
  scanning on PA film 预览后前位片
  white line on right edge 右侧缘高密度线影
  widened mediastinum and 纵隔增宽与
tramline shadowing 轨道影
tuberculosis, miliary shadowing 结核，粟粒形阴影
tubular shadows 管状影
tumours 肿瘤
  coin lesions and 硬币样病变和
  pleural 胸膜

U
upper lobe blood diversion 上叶肺血增多

V
vascular enlargement, hilar, causes 血管增粗，肺门，原因

vascular markings　血管纹理
　fibrosis　纤维化
　pericardial effusion　心包积液
ventricular pacing wires　心室内起搏线
vertebral bodies　椎体
　checking on lateral film　查看侧位片
　in COPD　在慢性阻塞性肺病时
viewing box　观片灯
volume loss　容积缩小

W
Westermark's sign　Westermark 征
white lung field　肺野密度增高

Z
zones, lung　野，肺